鼻とのどの
不調原因は
「首のこり」!

慢性
上《じょう》咽《いん》頭《とう》炎《えん》
は東洋医学で治す

鍼灸師・はりきゅうルーム岳 総院長 竹内岳登

WAVE出版

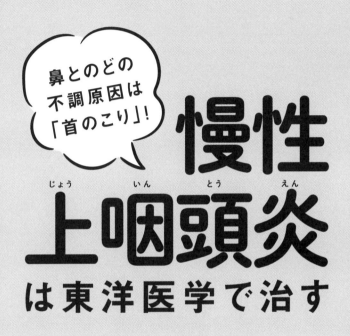

あなたの不調の原因は鼻の奥にある上咽頭《じょういんとう》からきている
かもしれません。

慢性の鼻炎からのどの痛みや耳のつまり、頭痛や肩こり、強度の寒気や全身の疲労感、めまい、微熱、しびれ、関節痛、皮膚炎といったさまざまな症状が出ているなら「慢性上咽頭炎」を疑い、本書の東洋医学による新しいアプローチ「ＪＳメソッド」で克服していきましょう。

慢性上咽頭炎 診断チェックリスト

鼻やのどに不調や違和感があり、その症状が慢性上咽頭炎ではないかと疑っている人は、下記の項目をチェックしてください。

Q1 どの部位に症状がありますか？

☐ 鼻と喉の境目
☐ 口蓋垂（のどちんこ）の上
☐ 鼻の奥

Q2 どんな症状がありますか？

☐ 違和感
☐ ヒリヒリした痛み
☐ 腫れ
☐ へばりつき感
☐ 鼻水が喉に流れる（後鼻漏《こうびろう》）

Q3 どんなときに後鼻漏がありますか？

☐ 24 時間いつも後鼻漏がある
☐ 朝のはみがきをしているときに後鼻漏がある
☐ 食事中、食後に後鼻漏がある
☐ あお向けで寝ているときに後鼻漏がある

【判定】

Q1 ～ 3 の質問で、1 つでも該当する項目があれば、慢性上咽頭炎である可能性が濃厚です。

【解説】

Q1 は慢性上咽頭炎の患者さんが不調や違和感があると訴える部位で、人によってさまざまな表現をしますが、いずれも上咽頭の部位に当たります。

Q2 は慢性上咽頭炎による不調や違和感の具体的な症状。熱感やヒリヒリ感、鼻水がへばりついているような感じは典型的な症状です。後鼻漏も代表的な不快症状の一つ。

Q3 は後鼻漏があらわれるタイミングですが、上咽頭の炎症が慢性化しているので、不快な症状は一日中続いていますし、食事によって熱が生じたり、就寝時にたまった鼻水がのどに流れ出たりするなど、項目にあげた場面ではとくに後鼻漏が起こりやすくなります。

また、後鼻漏と同様の場面で、へばりつき感を強く感じる人も少なくありません。

後鼻漏とへばりつき感以外の症状として、上咽頭あたりの違和感は 24 時間いつも生じていますし、ヒリヒリした痛み、腫れも同様です。ヒリヒリ感や腫れについては、疲れたときやしゃべったあと、起床後に特に症状が強くなります。

隠れ慢性上咽頭炎 診断チェックリスト

鼻やのどに生じる不調や違和感のほかにも、下記の症状が長く続いている人は、隠れ慢性上咽頭炎の可能性があります。

- □ 寝てもとれない全身のダルさがある
- □ 異常な寒気がある
  （まわりの人とくらべて寒がりで、真夏でも長そで、カイロが一年中手放せない）
- □ よく風邪をひく
  （月に1～2回以上の頻度で、発熱はないが、のどの痛みやせきの症状がある）
- □ 声が出しづらい
  （痰がからんで声がかすれる、声がガラガラ・ザラザラする）
- □ 声が鼻腔に響かない
- □ 高い声が出なくなってきた
- □ 朝起きるとのどが痛むが、1～2時間ほどで痛みが治まる
- □ 耳のつまり感がある
  （気圧による耳のつまりに似た症状がある）
- □ 耳鼻科で相談しても、異常なしといわれる
  （アレルギー性と診断されるが、アレルギー薬や抗生物質が効かない）
- □ 首の後ろ側にこりを感じる
- □ めまいがする
- □ 鬱々とした気分になることがある
- □ 逆流性食道炎といわれたことがある

【判定】

上記の質問で2つ以上に当てはまる場合には、隠れ上咽頭炎の疑いありです。

【解説】

慢性化した上咽頭の炎症は、鼻やのどだけでなく耳にもトラブルが生じますし、声の違和感として出現することもあります。
また、上咽頭の周辺は神経の密集地帯ですから、自律神経を介して全身にさまざまな不調を引き起こすことが知られています。東洋医学からアプローチすると、慢性上咽頭炎と冷えの関係が見えてきます。冷えによる全身症状も見逃すことができません。
逆流性食道炎は風邪とならぶ上咽頭炎の発生因子でもあります。

◉慢性上咽頭炎は東洋医学で治す――Contents

第1章　上咽頭炎のしくみを知る

第4章 セルフケアできる！岳式首こりほぐし体操

第5章 首のこりを作らない生活習慣

第6章 JSメソッドで「慢性上咽頭炎」を克服できた！

はじめに

耳鼻科専門医でも知らない慢性上咽頭炎

上咽頭炎という病気を聞いたことがありますか？

最近、注目されていることもあり、鼻の持病がある人にとってはかなり気になるのではないでしょうか。

上咽頭炎とは、ひと言で説明すると鼻の奥にある上咽頭という部分に炎症が起こる病気です。誰でも風邪をひけば、鼻水が出たり、鼻づまりが生じたり、鼻水がのどのほうに流れてくる（後鼻漏《こうびろう》といいます）といった不快な症状に悩まされた経験があると思います。これが風邪をきっかけに上咽頭に炎症が起こる「急性の上咽頭炎」です。

急性上咽頭炎の場合は、病原性のウイルスや細菌による感染が原因です。風邪の大半はウイルス性なので抗菌薬（抗生剤、抗生物質）は効果がないとされますが、風邪は最初の2〜3日が症状のピーク。あとは体を守る免疫力のおかげで1週間もすると終息します。途中から細菌感染を起こして症状がこじれたような場合には、抗菌薬も有効ですが、いずれにせよ、風邪が治れば症状も自然に消えるわけです。

ところが、消えるはずの症状がいつまでも残り、人によっては数ヵ月、数年と長期化することがあります。これが、本書のテーマである「慢性上咽頭炎」。

鼻の症状のほかにも、のどの痛みや耳のつまり、頭痛や肩こり、強度の寒気や全身の疲労感、めまい、微熱、しびれ、関節痛、皮膚炎といったさまざまな症状が出現する難病であることが知られています。

実は、慢性上咽頭炎そのものは、新しい病気というわけではなく存在そのものは半世紀も前から、一部の臨床医には知られていたようです。ただ、鼻の奥に生じた炎症によって多様な全身症状が起こるメカニズムを、当時の医学では解明することができなかったのです。そのせいか、あまり世間に関心を持たれることがなく、現在でも慢性上咽頭炎を知らない耳鼻科の専門医は少なくありません。

現在の症状を自己診断してみましょう

慢性上咽頭炎は、ある意味、医学界であまり注目されることのなかったテーマです。とはいえ、病気そのものがなくなったわけではなく、患者さんがいなくなったわけでもありません。診断できる専門医が限られていたことで、行き場を失って難民となった患者さんは、いったいどれくらいいたのでしょう？

私は**耳鼻咽喉の病気を専門とする、おそらく日本で唯一の鍼灸師です**。私の治療院には、慢性上咽頭炎を訴えて毎月50人以上も、新たな患者さんが相談にみえます。どの人も、何軒もの耳鼻科に通った経験の持ち主ばかり。それこそが、原因不明の鼻炎に悩まされて難民化した方たちが、相当数いることの証明ではないでしょうか。

そこで、私のところで慢性上咽頭炎と確定し、施術によって症状が改善した人たちが、よく口にする鼻の不調や違和感を【慢性上咽頭炎診断チェックリスト】（p.4参照）としてまとめてみました。

この本を手にとってくれたみなさんの中で、年間を通して鼻炎の症状に悩まされている人、もう何年も鼻の不調が続いている人、耳鼻科の治療に効果がないと感じている人がいたら、かなり慢性上咽頭炎の疑いが濃厚です。

異常な疲労感や寒気は、隠れ慢性上咽頭炎のせい?!

慢性上咽頭炎がやっかいなのは、鼻の症状だけでなく、のどや耳の不調、重度の寒気や疲労感など、一見すると鼻の病気が原因だとは気づかないような症状が現れるという特徴があることです。

私の患者さんの中にも、「季節に関係なく、一年中風邪をひいている」「強い寒気があって、夏でもカイロが手放せない」「異常な体のだるさで仕事に行かれない」「寝起きにのどの痛みがある」といった症状を訴える人が少なくありません。

こうした不調の背景にこそ、慢性上咽頭炎が隠れていることがあり、私が慢性上咽頭炎を想定して問診をしていくと、鼻の症状に行きつくことがとても多いのです。

つまり、本人の優先順位としては、鼻の症状以上につらい不調があるということでしょう。こうした人たちは、鼻の不調にまで意識が及んでいない「隠れ慢性上咽頭炎」の患者さんということになります。

また、私は発声に特化した特別な施術も行っているため、声楽家や役者といった発声のプロの人たちからもたくさんの相談を受けます。

「痰がからんで、声がかすれる」「ガラガラ声が治らない」といった声の不調は、発声のプロにとっては大問題。こうした発声の異常から慢性上咽頭炎にたどり着くケースも、かなり多いというのが実感です。

そこで、隠れ慢性上咽頭炎かどうかを見分ける【隠れ慢性上咽頭炎診断チェックリスト】（p.5参照）も挙げておきます。

p.4の慢性上咽頭炎診断チェックリストは、鼻の症状が中心ですから、診断に際してマストの項目です。診断項目に1つでも該当すれば、慢性上咽頭炎はほぼ確定と考えてください。

さらに、p.5の隠れ慢性上咽頭炎診断チェックリストは、鼻以外の症状をまとめた準マストの項目です。この項目でも2つ以上の症状が思い当たれば、慢性上咽頭炎の疑いが濃厚です。

鼻の症状から慢性上咽頭炎が確定した人も、ぜひ準マストの隠れ慢性上咽頭炎の自己診断を行うことをおすすめします。それというのも、慢性上咽頭炎に由来した二次的な病気や不調を発見するきっかけになるからです。

半世紀前と同じ激痛治療しか対策がない?!

近年の医学の進歩によって、慢性上咽頭炎を原因として発症するさまざまな病気のメカニズムが説明できるようになりました。

上咽頭の炎症が拡散したり、上咽頭の周辺にある自律神経が変調したり、炎症による免疫の暴走が起きたり。思いもよらない症状と結びつくこと、全身のさまざまな部位に症状が出現することの理由は、本章で詳しく説明しますが、実際のところかなり複雑です。

とはいえ、医学の進歩でそうしたメカニズムが解明できるようになったことは、慢性上咽頭炎の患者さんには、まぎれもなく朗報でしょう。少なくとも、慢性上咽頭炎という病気の多様性が念頭になければ、これらの症状をすべて上咽頭の炎症と結びつけることはできませんから。

さらに考えると、いまだにその診断に至らず原因不明の不調に悩まされ続けている人は、かなりの数に上るだろうということは容易に推測ができます。

では、医学の進歩にともなって治療法も進んだのかといえば、残念ながらそうでもありません。慢性上咽頭炎の治療は、現在でも半世紀前と同じ「Bスポット療法（EAT）」が唯一の選択肢であると考えられています。

Bスポット療法とは、鼻と口から薬剤をしみ込ませた綿棒を入れて、上咽頭の炎症をゴシゴシこするという方法です。想像するだけでも痛そうです。実際に、失神する人が出るというほどの激痛ですから、これが嫌で治療に二の足を踏んでいる人が多いのもうなずけるところでしょう。

東洋医学をベースとした新たな治療法を提案!

それでも、Bスポット治療には一定の効果があるので、痛みにさえ耐えれば長年の不調や原因不明といわれた症状が改善する人は少なくありません。

でも、その反面、私の治療院には毎月のように、たくさんの新たな患者さんが相談にやってきます。そうした人の中には、Bスポット治療の経験者がかなりいますし、現在も治療継続中の人もいます。慢性上咽頭炎の唯一の治療法といわれるBスポット治療で効果が得られる人と効果が得られない人の違いは、いったいどこにあるのでしょうか。

実は、難民化した慢性上咽頭炎の人が、私の治療院に次々と駆け込んでくるのは、東洋医学をベースにした新たな治療法を提供できるからなのです。まず考えられるのは、体質の違いです。加えて、体質に合う治療法を実践しているかどうかという点です。

東洋医学を基本に私自身の経験を重ねて、研究し開発してきた治療法が「**JSメソッド**」です。「**J＝上咽頭炎、S＝スッキリ**」という意味ですが、「スッキリ」という感覚こそ、上咽頭炎の人が最も望んでいる状態です。それが理解できるのは、私自身が筋金入りの鼻炎持ちという経歴があり、鼻の病気のつらさを誰よりも知っているからにほかなりません。

ＪＳメソッドは、東洋医学の理論からアプローチして、自分自身を実験台にして探し当てたツボ（経穴《けいけつ》）に鍼を打っていく治療法です。実際にこの施術を受けた人のほぼ全員が、痛みをまったく経験することなく、慢性上咽頭炎の不調から解放されました。

本書では、西洋医学から見た慢性上咽頭炎のしくみやＢスポット治療の現状を含め、私の専門である東洋医学による慢性上咽頭炎のメカニズム、そこから導き出されたＪＳメソッドという治療法を詳しく説明していきます。

みなさんが簡単に実践できるセルフケアの方法として、私が慢性上咽頭炎の患者さんに指導している簡単な体操も紹介しています。

本書が慢性上咽頭炎克服の新たなテキストとなり、専門治療の新たな選択肢としてＪＳメソッドを知ってもらえれば、これ以上にうれしいことはありません。

日本唯一の耳鼻科専門鍼灸師　竹内岳登

第1章

上咽頭炎のしくみを知る

上咽頭炎を申告する患者さんが増えてきた

私は、**鼻やのどの不調を専門に治療をする鍼灸師です**。そんなに専門性を高めて患者さんが来てくれるのかと心配してくれる人もいるかもしれませんが、現実には驚くほどたくさんの患者さんが相談にみえます。当然ですが、駆け込んでくるのは、鼻やのどのトラブルを抱えた人ばかり。かなり年季のはいった鼻炎や、涙ぐましい治療歴を持つ人も、決して少なくありません。

そんな患者さんたちからの訴えに「上咽頭炎」というキーワードが頻発するようになったのは5年くらい前からでしょうか。「鼻の奥の腫れぼったい感じが消えない」とか「鼻水がのどに流れてくる気持ち悪さをなくしたい」という個人的な不快症状の訴えではなく、**「上咽頭炎なんですが、治りますか」**という相談が目立つようになってきたのです。

そうした患者さんたちには、**耳鼻科にかかり上咽頭炎と診断された人もいれば、どこの病院でも診断がつかずに原因不明とされ、自力で上咽頭炎という病名にたどり着いた人もいます。**現在では、上咽頭炎で私の治療院に来院する新たな患者さんが、毎月50人以上にもなり、今後ますます増えていく一方だろうという印象を持っています。

上咽頭は鼻からのどに向かうカーブの位置にある

確かに上咽頭炎は、かなり厄介な病気であるに違いありません。

上咽頭の炎症がこんなに話題になるのはなぜか、慢性化すると病気の様相が変わる

▼上咽頭とのどのしくみ

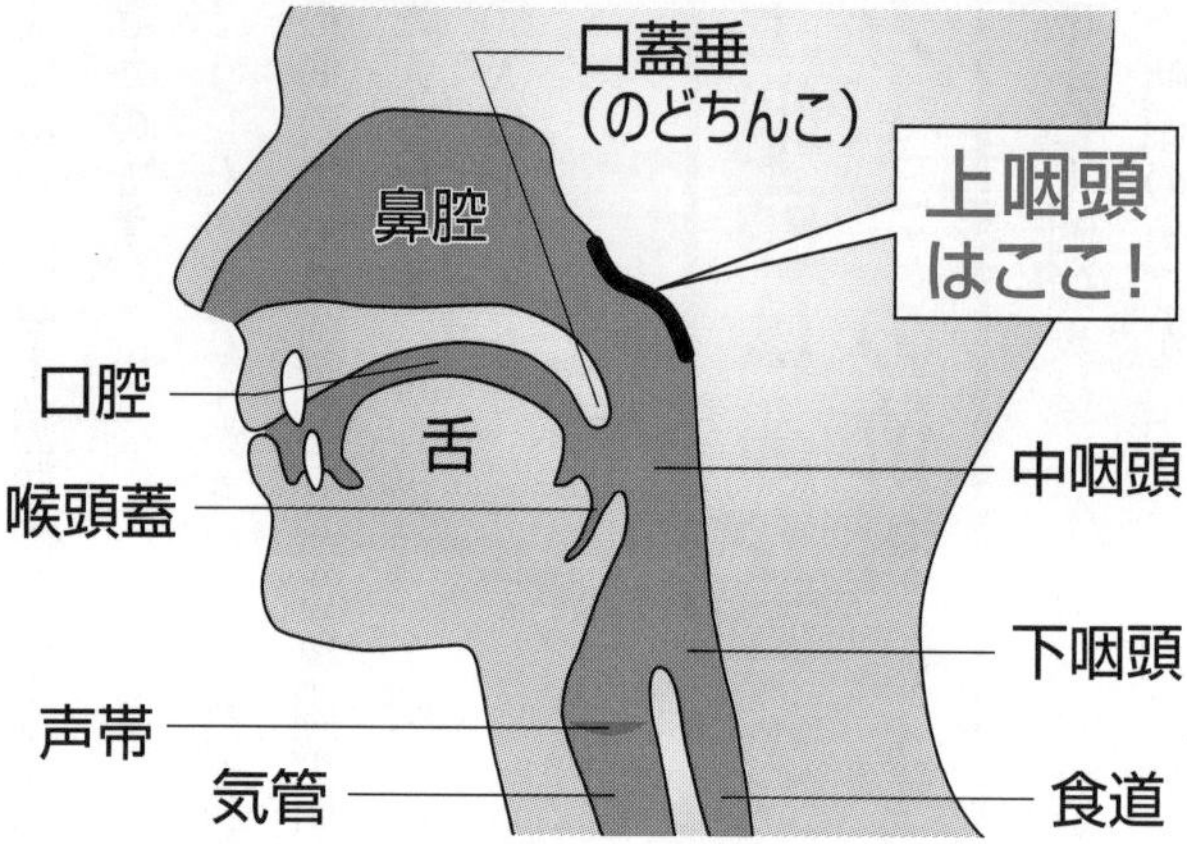

のはなぜか、第一選択肢とされる治療とはどんなものか、その治療で効果はある人とない人がいるのはなぜか。そのあたりのことが、本書を読んでくれるみなさんにとっては最も興味あるのではないでしょうか。

そこで上咽頭炎の現状をしっかり理解してもらうために、まずは基本的なことからおさえていきましょう。

では、上咽頭のある場所からです。上咽頭はその位置によって、かなり特殊な役割を担っていますから、位置を把握しておくことがかなり大切なのです。

上咽頭の位置は、**鼻の一番奥**。患者さんによっては「鼻とのどの境目」とか「上あごの上のほう」と表現することもありますが、だいたい同じところを指しています。

そもそも咽頭という器官は、のどの一部です。左右の鼻の穴（鼻孔）の先は鼻腔という空洞につながり、その2本のトンネルが合流するところが、咽頭の入口である上咽頭ということになります。

咽頭全体は、のどから食道へと続く器官で、鼻腔からつながる上咽頭、口腔とつながる中咽頭、食道の入口に連絡する下咽頭の3つに分かれています。

口を大きく開けると見える口蓋垂《こうがいすい》（のどちんこ）の奥にある壁が中咽頭だと言えば、だいたいの位置がわかってもらえるでしょうか。中咽頭の様子は口を開けてのぞけば確認することができますが、上咽頭の様子は内視鏡を使わなければ確認することはできません。

上咽頭はのどでもあり、鼻でもある?!

ざっくりと咽頭の役目を説明すれば、「空気と食べ物の通り道」ということになっています。もう少し詳しく説明すると、食べ物が入ってくるのは、口とつながっている中咽頭から下なので、空気と食べ物が通るのは中咽頭と下咽頭です。

上咽頭に限っては、空気専用の通路であり、左右の鼻から吸い込んだ空気が合流して、下方へと流れを変える大きなカーブの位置に当たります。

実は同じ咽頭といっても、上咽頭と中咽頭・下咽頭では、上皮組織の構造も違っています。上皮組織とは、体表面や体腔などの内面をおおう組織のことで、保護をしたり、分泌したり、吸収したりと、必要とされる役目を果たすために一番都合のいい形をしています。

たとえば、上咽頭内腔の上皮組織に注目してみると、細かい繊毛《せんもう》でおおわれた繊毛上皮で、いつも粘液が分泌されています。これは、吸い込んだ空気に含まれているほこりや花粉などを粘液でとらえ、繊毛の動きで粘液とともに排出するためのしくみです。空気をきれいにして通過させる仕事をしている鼻腔や気管も、上咽頭と同じ上皮組織を持っています。

これに対し、中咽頭と下咽頭の内腔は、分厚くて頑丈な重層扁平上皮組織になっています。保護することを目的としており、刺激を受けやすい口腔や食道、皮膚などの上皮組織が同じ構造です。

鼻、のど、口は、互いに協力する関係

このように上咽頭は、咽頭とは言いながら鼻と同じ役目を持っているように、咽頭

鼻部、鼻咽頭とも呼ばれています。

とはいえ、鼻、のど、口は、すべてが連絡して、呼吸をする、食べ物を飲み込む(嚥下《えんげ》)、発声をするといった働きをしていますから、上咽頭が鼻と同じ役目をうまく果たせなくてもそうした立ち位置の器官だと知ってもらえば、基礎知識としては十分です。

さらに説明しておくと、咽頭のほかに喉頭《こうとう》という通路があります。喉頭は、気管につながる空気の通路です。

食べ物と空気の流れは、中咽頭のあたりで交差して、食べ物は咽頭から食道、胃へ、空気は喉頭から気管、肺へとルートが分かれていきます。これを切り替えるのが喉頭の入口にある喉頭蓋《こうとうがい》という蓋で、この蓋がうまく機能しないと、食べ物が気管に入る誤嚥《ごえん》になり、特に高齢者の場合は重篤な肺炎を引き起こす原因となることもあります。

上咽頭の働きに話を戻しましょう。上咽頭の周囲には、毛細血管も集まっていますから、体温より低い外気が入ってくれば、空気を温めて送り出す作業を行います。

さらに、上咽頭の周囲は粘液が分泌されて湿り気がある環境なので、乾燥した外気も適度に加湿することができます。先に説明した粘液と繊毛による清浄作用を考え合わせると、上咽頭は温度調節と加湿機能を備えた高性能の空気清浄機というところでしょう。

上咽頭では健康でも炎症が起きている

さらに特筆すべきなのは、上咽頭は「**免疫の最前線**」という重要ポジションでもあるということです。**上咽頭の繊毛上皮細胞のすき間には、健康な状態でもリンパ球という白血球の仲間が、常時スタンバイしている状態です**。そのため、外気とともに侵入したウイルスや細菌といった病原体が、上皮細胞に付着するのを合図に、即座に「免疫」が作動します。

免疫とは、ウイルスや細菌といった外敵が体内に侵入するのを防ぐために、人の体に備わっている防御システムのこと。その免疫の中心として活躍するのが白血球です。外敵の侵入を認めると、白血球はそれを敵と認識して退治しますが、同時に敵のプロフィールを記憶して、同じ敵が侵入してきたときのために抗体という攻撃用の物質を作って準備しておきます。

これが、免疫の基本的なシステムですが、白血球の仲間となる細胞は、攻撃斑、捕食斑、連絡斑、抗体生産斑など、それぞれの役割によってグループ分けがなされています。

そして、白血球がウイルスや細菌と戦う場面で起こるのが「炎症」です。熱が出たり、赤く腫れたり、痛みが生じたりという症状は、まさに戦火のイメージでしょう。

このように上咽頭は、人の体に有害な異物や病原体の侵入を阻止する最初の砦です。しかし人は生きるために呼吸をしなければならず、呼吸をすれば必然的に、上咽頭は病原体や異物が侵入する危機にさらされます。ですから上咽頭は、健康な状態であっても、免疫システムがいつもＯＮの状態。つまり、上咽頭では、常に軽い炎症が起きていることが当たり前なのです。

慢性化した上咽頭炎は万病を引き起こす！

常に臨戦態勢にある上咽頭では、風邪のウイルスが侵入すると、すぐに病的な炎症が起こります。鼻水がたくさん出たり、鼻がつまったり、のどが痛んだり、せきが出たり、熱が出たり、頭や関節が痛んだり。こうした上咽頭で起こる本格的な炎症が「急性の上咽頭炎」です。

本格的な炎症といっても、この状態であれば、風邪薬などでウイルスを叩くこともできますし、白血球が大集合して抗戦するので、やがて炎症は終息します。

ところが、病原体を叩いたはずなのに、**いつまでも炎症が残ってしまうのが「慢性上咽頭炎」です。万年風邪のように、鼻水や鼻づまり、せきや痰、のどの痛みやイガイガ感、ズキズキする頭痛、肩こりや首こりが続きます。**

これだけではなく、**めまいや不眠、全身のだるさや寒気、気分の落ち込み、胃もたれ、下痢、腹痛**などが生じることもあります。さらに、皮膚の湿疹、手のひらや足底の水泡、慢性的な関節痛や腎臓病などの病気が悪化することも報告されています。

西洋医学で説明される3つのメカニズム

上咽頭の慢性炎症が、なぜこうしたさまざまな症状を引き起こすのかについて、西洋医学で説明されている3つのメカニズムについて、簡単に触れておきましょう。

メカニズムの1つ目として、長引く風邪の症状は、そもそもの原因である**上咽頭の局所的な炎症に加えて、周囲の組織に炎症が放散したものである**といわれています。

2つ目として、めまいや全身のだるさ、気分の落ち込みや胃腸の不調については、**自律神経との関連**で説明がつきます。**上咽頭の周囲は、神経の密集地帯**でもあり、のどに関係する神経、内臓にまで分布している神経が走っています。

自律神経は、内臓や血管などの働きを自動的にコントロールする神経ですから、この神経の働きが乱れると全身にさまざまな不調が出現します。その自律神経の大半を占めるのが迷走神経で、咽頭などの粘膜の働きや、気管、食道、胃、小腸といった臓器の運動にも関わっています。心拍数の抑制や消化腺の分泌なども、迷走神経の役割の一つです。

めまいや全身のだるさ、気分の落ち込みや不眠、胃もたれや下痢といった**自律神経系の症状は、迷走神経の乱調であるといわれますが、その原因となるのが上咽頭の慢性炎症なのです**。上咽頭にずっと炎症が残っていると、その持続的な刺激が自律神経の過剰な反応を引き起こすというわけです。


そして、3つ目が、**免疫の暴走**。本来であれば体を外敵から守る免疫機能も、そのシステムがエラーを起こすと、自分の体の組織にまで攻撃を仕掛けてしまいます。これが、自己免疫疾患といわれるもので、アトピー性皮膚炎、手のひらや足底に白い水ぶくれのような湿疹ができる掌蹠膿疱症《しょうせきのうほうしょう》、関節リウマチや慢性腎炎、潰瘍性大腸炎などがこれにあたるといわれます。

このメカニズムについては、上咽頭の炎症で活性化された白血球や上皮細胞から放出された炎症物質が、血液に乗って全身を巡り、皮膚や関節などに到達したところで、くすぶっていた火種（炎症）に改めて着火してしまうというものです。

風邪と逆流性食道炎が、症状を悪化させる二大危険因子

慢性上咽頭炎が起こる原因としては、風邪による急性の上咽頭炎がきっかけになることが多いですが、私が診た臨床例からいってもう一つの原因として考えられるのが、**逆流性食道炎**です。逆流した胃酸が鼻にまで届いて粘膜を傷つけることで、上咽頭に炎症を起こします。

みなさんも吐いたときに、口からだけでなく、鼻からも胃酸などが流れ出た経験はありませんか。あの状態になることで、鼻の粘膜は傷ついてしまいます。

ですから、**吐き癖のある人は要注意**。繰り返して胃酸の逆流が起こると、それが慢性上咽頭炎を引き起こしてしまうのです。こうしたことに気がついている人は、ほと

んどいませんが、**実際に逆流性食道炎と慢性上咽頭炎を合併している人は、かなり多いのです。**

それ以外にも、タバコや粉じんなどの刺激物質、低気圧や寒冷な気象も、上咽頭に常駐しているリンパ球の活性化や上咽頭周囲の血流悪化などを招いて症状を悪化させるといわれています。

さらに、患者さん自身の生活習慣にも慢性上咽頭炎の症状を加速させる要素が少なくありません。とくに、ストレスや睡眠不足は症状の悪化を招くことが指摘されています。

慢性上咽頭炎を知らない耳鼻科専門医も多い

風邪などを原因として慢性化した上咽頭の炎症が、全身の病気に関連していることは、過去にも話題になったようです。50年も前の話だといいますから、当時はまだ科学的にメカニズムを解明することができなかったのでしょう。

現在では、先のように西洋医学でもメカニズムを説明できるようになりました。かつては、難病といわれていた慢性の腎臓病が、風邪などによる上気道炎や扁桃腺炎をきっかけとして発症することが多いとわかり、扁桃腺の摘出と抗炎症作用のあるステロイドを組みあわせた治療が主流になりました。

「上咽頭の慢性的炎症が原因で全身に病気が起こり得る」という概念が西洋医学でも認められるようになったのは、慢性上咽頭炎の患者さんにとっても大きな救いになるでしょう。

もともと西洋医学とは、症状の現れている臓器や組織から病気にアプローチしていくことが治療の本筋です。「体は、臓器や組織といった部品の集合体である」ととらえ、壊れた部分を修理したり、部品を交換したりして病気を治していくという考え方です。診療する分野ごとに専門性が高まり、治療や検査の精度は上がっていきました。ですから、原因がわかっている急性の病気や骨折などは得意なのです。

その一方で、慢性病は原因が特定しづらいため、かなり苦手な分野です。慢性病とは3ヵ月以上続く症状をいいますが、長期化すると病気の様子は複雑になりますから、選択した治療が効果を上げないことが少なくありません。

慢性上咽頭炎の場合でいうと、鼻水やのどの痛み、せきや頭痛は風邪の症状の延長ですし、めまいや全身の倦怠感、皮膚炎や関節痛の悪化を、それぞれの症状から治療しても、根本的な解決にならないことは容易に想像できるでしょう。**上咽頭の慢性炎症が元凶となり、全身症状を引き起こしているという概念がなければ、とうてい正解にたどりつけるものではありません**。

残念なことに、50年前は、こうした病気の概念が科学的に解明されなかったこともあり、上咽頭の慢性炎症と全身の病気の関連を研究していた当時の専門医の取り組みは、大きな広がりをみせなかったようです。そのため、慢性上咽頭炎を知らない耳鼻咽喉科の専門医は、現在でもたくさんいるのです。

唯一の治療法といわれる「Bスポット療法（EAT）」

現在、慢性上咽頭炎の治療は、耳鼻科で行われる**「Bスポット療法（EAT）」が第一選択肢**になっています。Bスポット療法は、「上咽頭擦過《さっか》療法」という方法です。0・5～1％の塩化亜鉛という薬をしみ込ませた綿棒を、上咽頭にゴシゴシとこすりつけるというかなり荒手な方法です。

まず、鼻の穴から綿棒を突っ込んで、上咽頭をゴシゴシ。次いで、口からも綿棒を

▼Bスポット療法（EAT）のやり方

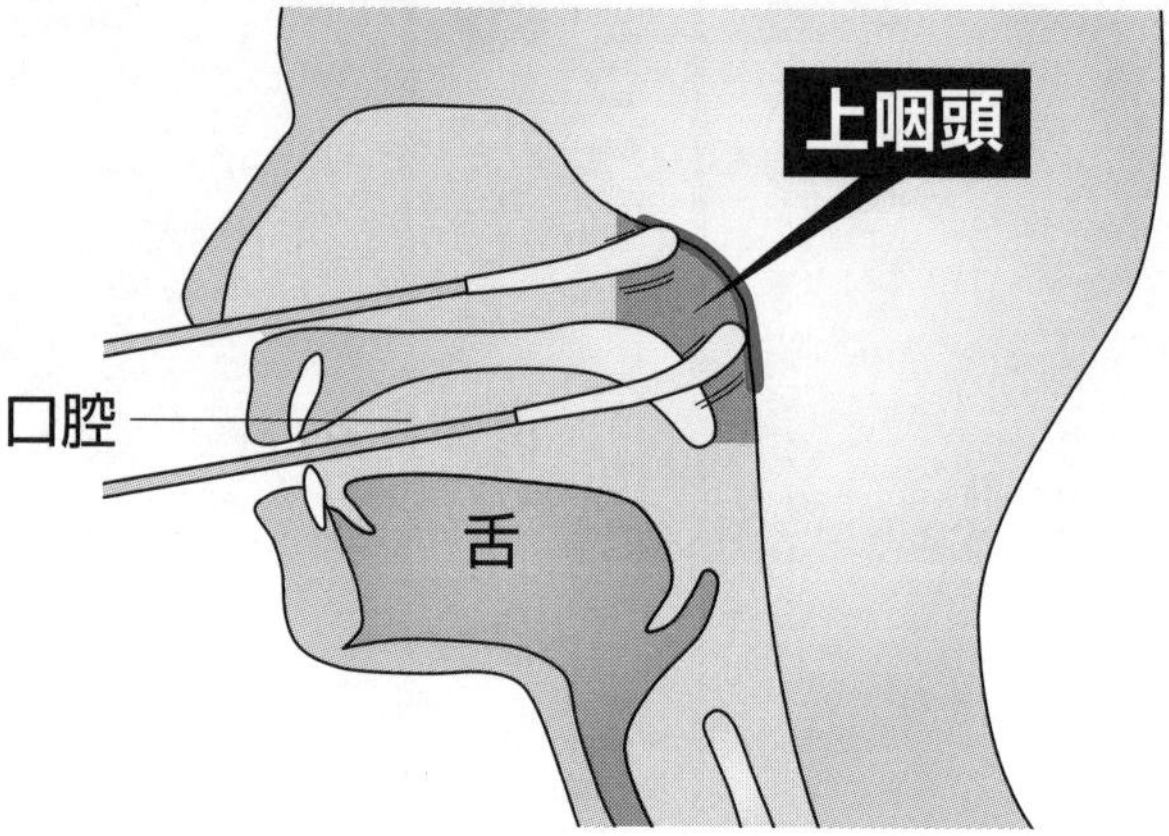

入れて、重ねてゴシゴシしますから、想像したただけで鼻の奥がビリビリと痛くなるような気がしますが、実際の治療は想像以上の痛みで、失神する人もいるほどです。治療に際して病院スタッフが、患者さんが暴れないように手足を押さえつけるというクリニックもあるという話ですが、これは決して都市伝説ではありません。

炎症が強いほど痛みがあり、かなり出血もありますが、炎症が治まってくると、痛みはさほど強く感じなくなるともいわれています。

そして、治療しているときだけが痛いの

ではなく、治療が終わってからもヒリヒリ感がしばらく続くとなると、かなり原始的な方法だと思えてなりませんが。

それでもBスポット療法が唯一の治療だといわれていますから、そのしくみについてもまとめておきましょう。

・塩化亜鉛による抗炎症作用

殺菌作用のある塩化亜鉛によって、上咽頭の炎症を鎮めるのが狙い。根本原因である炎症がなくなることで、炎症物質が生産されなくなり、全身の二次的な炎症も治まる。

・瀉血《しゃけつ》作用

瀉血とは擦過して出血させることで、血液とともに上咽頭に溜まっていた炎症物質や老廃物を除去する。それによって炎症性の自己免疫疾患の症状が改善する。

また、血液やリンパ液の流れが改善するため、脳内の老廃物もスムーズに排泄されるようになる。神経や内分泌系をつかさどる脳の部位の機能が改善されると、迷走神経を介した不調も緩和する。

・迷走神経刺激作用

脳からの迷走神経の刺激が正常に行われると、脾臓《ひぞう》から炎症を抑える物質を分泌する白血球が放出されるため、全身の免疫疾患症状の改善が期待できる。

症状が落ち着くと、Bスポット療法は効かない?!

Bスポットという治療名は、50年前に上咽頭炎が「鼻咽腔炎《びいんくうえん》」と呼ばれていたため、鼻咽腔(びいんくう)という語の最初の発音「び」に因んで「Bスポット療法」と名づけられました。現在は上咽頭擦過治療の英語表記 Epipharyngeal Abrasive Therapy を略して「EAT」とも呼ばれています。

名前は変わっても、治療の方法は当時と同じです。ただ、臨床的には効果があることがわかっていても、メカニズムがわからなかったためにあまり普及しなかったという歴史があります。

ですから、上咽頭炎の概念を知っている耳鼻科医を見つけなければ、この治療を受けることはできませんでした。そして、それは現在もあまり変わってはいません。

Ｂスポット療法は慢性上咽頭炎に有効な治療ですが、効果のある人と効果のない人がいることも事実です。私の治療院には、後者である患者さんが数多く来院しますから、そうした人たちに詳細に問診を繰り返したところ、ある事実が見えてきました。

Ｂスポット療法は、炎症が強いほど痛みはありますが、それなりの効果もあるので急性の上咽頭炎の治療としても有効な方法だといえます。そのまま治ってしまう人は確かにいるでしょう。

でも、治療を続けて症状が落ち着いてくるとともに、**効果は停滞してしまうようです**。

つまり、症状の強さを10点満点で評価して、**10が6くらいになるまでは順調に改善していきますが、4になってしまうと、もうそれ以上の症状の改善を期待できないようです**。

それでも、ほかに治療法はないため、Bスポット療法を続けていると、**今度は治療をやめるタイミングを見誤ってしまう危険があります**。

さらに、かなり痛みと出血を伴う治療ですから、そんなに頻繁に受けられるものではありません。治療により傷ついた粘膜の状態が落ち着くまでは少し時間をおいて、次の治療を受けるのが一般的です。ところが、次の治療まで待てずに何軒も耳鼻科を受診して、連日のようにBスポット療法を受けている人もいます。その治療頻度で何年も過ごしているとなると、もはや「**Bスポット療法依存症**」ともいうべき深刻な状態に陥ってしまいます。

こうした現実からわかることは、上咽頭炎の慢性炎症といっても、患者さんによってレベルが違うということです。Bスポット療法が効く人と効かない人がいるのではなくて、Bスポット療法を受けても、残念ながら十分な効果を得られなくなっている人がいるのかもしれないということです。

誤解を恐れずにいうなら、これまで継続してきたBスポット療法の効果で、慢性上咽頭炎が治りかけている人の場合には、治療の継続が逆効果になることも心配されます。すでに上咽頭の炎症は鎮静化しつつある状態なのですから、粘膜を擦過する刺激によって、症状が悪化する可能性があるかもしれません。

どんなレベルの人にも有効なJSメソッド

慢性上咽頭炎の人が治療難民となり、Bスポット療法依存症の人が増える理由は、治療の選択肢がBスポット療法しかないからです。そこで、新たな慢性上咽頭炎治療である「JSメソッド」をみなさんに知ってもらいたいのです。JSメソッドは、東洋医学の理論と私自身の体験から作り上げたオリジナルの治療法で、まったく痛みもなく、軽症から重症まで、どの症状のレベルの患者さんにも受けてもらえる治療です。

これまでに、西洋医学では、慢性病の治療が一筋縄ではいかない理由を説明しましたが、反対に東洋医学は、慢性病の治療が得意なのです。

ひと言で慢性上咽頭炎の患者さんといっても、年齢や性別、性格や体型はさまざまです。症状が続いている期間や重症度も違います。こうしたことを考慮して治療をするのが、東洋医学の基本です。「西洋医学は病気を治し、東洋医学は病人を治す」といわれる所以です。

東洋医学にも西洋医学にも、それぞれに得意な分野がありますから、患者さんはどちらも上手に利用すればいいのです。私の治療を受けている患者さんにも、Bスポット療法を併用している人がいますが、強い症状が出ているときは、JSメソッドとBスポット療法を併用することで効率よく改善していきます。

一方で、すでにBスポット療法では改善が期待できない段階の患者さんからは、治療の継続についての質問を受けることもあります。根治まであと一歩というところまで回復している人の場合には、Bスポット療法の継続を一考するタイミングかもしれません。

これまでの実績からいって、**JSメソッドで慢性上咽頭炎を根治した人は、ご相談者全体の8割以上にもなります**。治療に伴う痛みがないので、恐怖ともストレスとも無縁ですし、どんなレベルの患者さんでも無理なく適用できる治療法です。

JSメソッドのしくみや東洋医学で考える慢性上咽頭炎の理論については、続く2章で詳しく説明しましょう。

第2章

「隠れ上咽頭炎」を見逃すな

「隠れ上咽頭炎」の患者数は、計り知れない

慢性上咽頭炎が注目されるようになったきっかけとして、上咽頭の慢性炎症と全身に生じるさまざまな病気との関連が、西洋医学でも説明できるようになったことが大きいでしょう。関連本が話題となったり、インターネットではBスポット療法（EAT）に関心が集まったりしています。ネットの評判を見ると、**「治療医により技量の差がある」といったリアルな書き込みも多く、薬を隅々まで塗ってくれる先生の評判が高いように思います**。Bスポット療法を行う病院は限られていますから、ネットに前述のような書き込みをしているBスポット療法の体験者は、一人で複数の病院に通院しているのでしょう。

前章でもふれたように、慢性上咽頭炎は一部では知られてはいても、研究者も少なく、医学書にも載っていないようで、いまだに耳鼻科の専門医でも知らない病気があるというのが現実です。

つまり、鼻に不調があって近所の耳鼻科を受診しても、慢性上咽頭炎と診断される確率はかなり低いということ。ましてや、頭痛やめまい、声がれや耳のつまり、全身のだるさや寒気、胃腸トラブルや皮膚湿疹までもが、鼻の不調による関連症状であると結びつかないのは無理ありません。

さらにいえば患者さんにとっても、だるさや寒気、めまいや頭痛、声の異常のほうが、日常生活に支障をきたすほどの大問題であることが少なくありません。鼻の不調以上に悩まされている症状があれば、その解決が優先されるのは当然でしょう。

そうした場合の受診先は耳鼻科とは限りませんから、**どんどん根本的な原因から遠ざかってしまいます。その結果、漫然と対症治療を繰り返している人、どんどん症状**

が複雑化している人、「原因不明」と医師に見放されている人は、いったいどれくらいいるのでしょうか。

私は、こうした人たちを、慢性上咽頭炎と認知されていない「隠れ慢性上咽頭炎」であると考えています。

年齢も性別も関係なく発症する

耳鼻科専門の鍼灸師である私の治療院には、「フワフワしためまいが何年も続いている」「全身の倦怠感で起き上がれない」「寒がりで真夏でもカイロが手放せない」「高い声がかすれる」といった症状を何年も抱えているような人が、毎日のように相談にみえます。

こうした人たちは、自分でも鼻の不調に気づいていないことが多いのですが、何げない表情やしぐさの中に慢性上咽頭炎を疑わせるサインがあらわれています。そこで、私が慢性上咽頭炎を想定して問診をしていくと合点のいくことがいくつもあり、患者さんが主訴としている症状も上咽頭の慢性炎症が原因であるとわかります。

慢性上咽頭炎という病気は、**年齢や性別に関係なく発症する**という特徴もあります。私の専門分野の一つである顔面神経麻痺の場合には、30〜40代の人が多いのですが、**慢性上咽頭炎の治療対象者の年齢層は、10代から80代までと幅広く、年齢が限定されていません**。男女の比率もほぼ同等で、**多くの人は風邪をこじらせることから発症してしまいます**。

ですから、風邪の症状がいつまでも治らないと感じている人は要注意。上咽頭炎は誰もが発症する可能性がある病気ですから、本書の冒頭で紹介している「隠れ慢性上咽頭炎診断チェックリスト（p.5）」で、まずは自己診断をしてください。

風邪と慢性上咽頭炎を見分けるポイント

「風邪の症状がなかなか治らない」というのに加え、**「風邪をひきやすい」というのも慢性上咽頭炎の特徴**です。風邪をひきやすいというよりは、慢性上咽頭炎の症状を風邪と間違えているといったほうが、より正確でしょうか。

体がだるくなる、のどが痛くなる、鼻水が出るというのが、風邪の三大症状ですが、慢性上咽頭炎でも同じような症状が出現します。

でも、よく観察してみると、症状の質が違いますから、慢性上咽頭炎と風邪の症状を見分けるポイントについて覚えておいてください。

慢性上咽頭炎と風邪の見極めポイント

❶のどの痛みの質が違う

風邪によるのど痛の場合には、つばを飲み込むときに痛みや引っかかる感じがある。慢性上咽頭炎の場合は、のどのヒリヒリ感が特徴。安静時でもヒリヒリと痛み、息をするだけでも痛むということも少なくない。

❷痛む場所が違う

風邪のようにのどの奥が痛むのではなく、慢性上咽頭炎の場合には、口蓋垂（のどちんこ）のあたりに痛みがある。

❸痰《たん》の色が違う

風邪から細菌感染を生じた痰は、細菌の死骸によって色がつくので黄色くなったり、緑色がかったりしている。上咽頭炎は細菌感染ではないので、粘性はあるが痰に色はつかない。ただし、副鼻腔炎などが併発していれば、痰に色がつく場合もある。

❹いつも痰の引っかかり感がある

「痰がへばりついて切れない」、「いつも痰が引っかかっている感じがある」というのは慢性上咽頭炎の大きな特徴。痰にも二種類あり、のどで作られる「のど痰」と鼻水がのどに下りてくる「後鼻漏」という鼻痰。風邪の場合は、のど痰で口から出しやすいが、慢性上咽頭炎の鼻痰は、へばりついて出せない。

❺鼻とのどの境目にへばりつき感がある

慢性上咽頭炎では、鼻とのどの境目に常に何かがへばりついている感じがある。へばりついているものの正体は、炎症によって作られる鼻水。それ以外にも、鼻とのどの境目に腫れ感があると訴える人も少なくない。

このように、風邪による症状と間違えやすい鼻やのどの不調ですが、よく観察すると、かなり様子が違うのがわかってもらえるでしょうか。鼻やのどに痛みや不快感のある人の場合は、最初に耳鼻科で診察を受けることも多いですが、だいたいは鼻炎薬と抗生薬を処方されるだけでしょう。それで症状がよくなればいいですが、まったくよくならないと感じている人は、慢性上咽頭炎である可能性を疑ってください。

残念ながら現状では、慢性上咽頭炎に効く飲み薬はありません。しかし、慢性上咽頭炎と風邪の症状の違いがわかっていれば、少なくとも不要な治療や薬の服用を避けることはできるはずです。

さらに慢性的な炎症持ちである慢性上咽頭炎の人は、**周囲から風邪をもらいやすく悪化しやすい状態ですが、自分の症状が周囲の人にうつることはありません。**風邪ではなく、本人の抱える慢性炎症が原因なので当然なのですが、かなり分が悪い話ですね。

不快な後鼻漏の正体を知る

慢性上咽頭炎の中でも、鼻水や痰による症状はとくに不愉快なもの。さらに、後鼻漏はかなり不快な症状なので、その治療のためだけに私の治療院に相談にくる人も少なくありません。慢性上咽頭炎の中心的な症状である後鼻漏について知ってもらうために、鼻水や痰の成り立ちからも説明します。

鼻水は鼻腔内で分泌される粘液で、ホコリや花粉、ウイルスなどの異物が侵入すると、それを排出するために分泌が盛んになります。分泌液が多量になり鼻の孔から流れ出るのが鼻水で、鼻腔を洗浄する役目をしています。

鼻水が鼻孔からではなく、のどの口蓋垂の後ろから回りこんで、のどに流れ落ちて

▼後鼻漏が不快さを増す

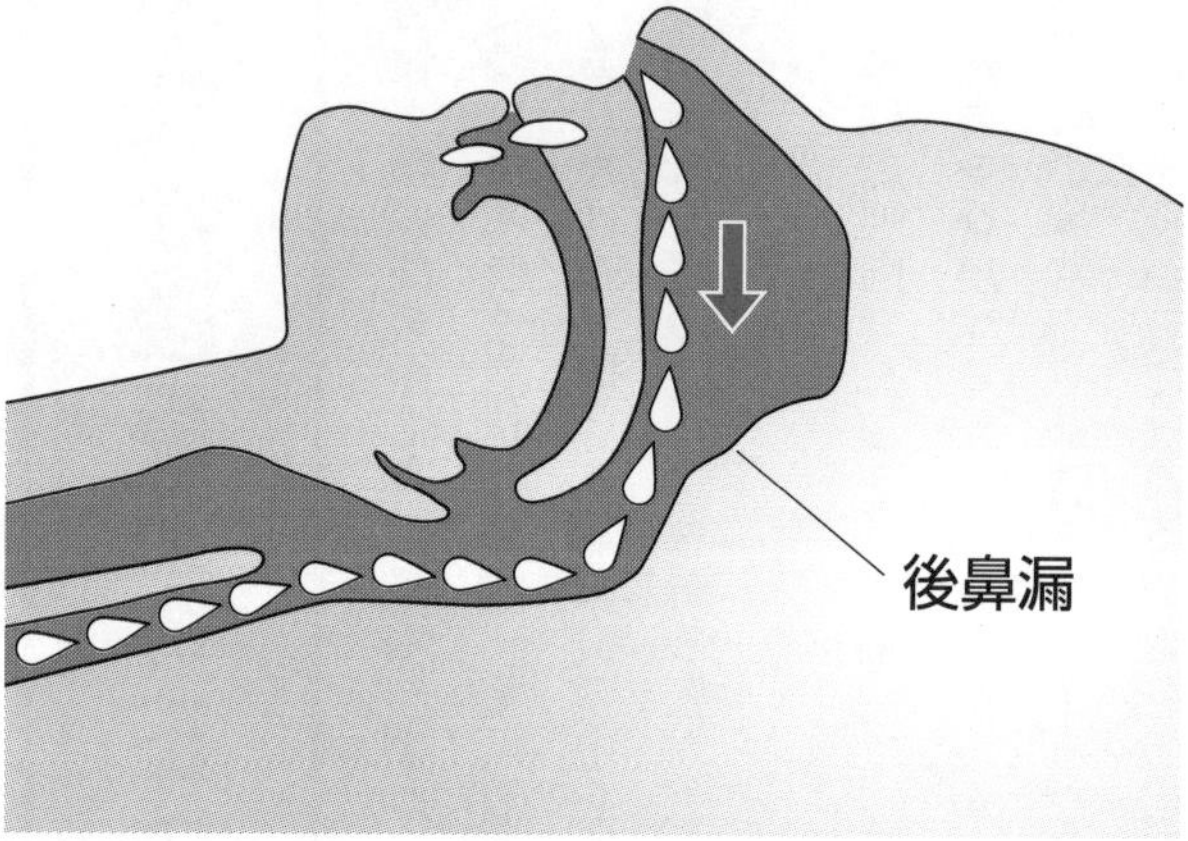

くるのが後鼻漏。健康であっても後鼻漏は起こっていますし、だいたいは気がつかないままに飲み込んでしまいます。

痰は、気道や肺を守るために分泌される粘液によって異物がからめとられ、口から吐き出されるもの。鼻の奥からのどに下りてくる後鼻漏も痰（鼻痰）と考えることができます。

後鼻漏が多くなると、仰向けになったときにのどのほうに流れやすくなるのは、鼻からのどへの構造を見てもらうとわかりやすいでしょう。起床後に、痰がからむようなせきがよく出るというのであれば、それは、寝ている間にたまった後鼻漏を吐き出そうとする体の作用だと考えられます。

慢性副鼻腔炎（蓄膿症）でも後鼻漏が起こる

後鼻漏は、慢性上咽頭炎だけでなく、慢性副鼻腔《ふくびくう》炎の主症状でもあるので、その違いについても説明しておきます。

副鼻腔とは、鼻腔から細い管で連絡している器官のこと。風邪のウイルス、花粉などの異物の侵入が原因で、副鼻腔の粘膜に炎症が起こるのが副鼻腔炎で、上咽頭炎と同様に、急性症状から慢性の炎症病へと病態を変えていきます。みなさんがよく耳にする「蓄膿症《ちくのうしょう》」とは、慢性副鼻腔炎のことです。

ウイルスや異物の侵入で鼻の中に炎症が起こると、鼻の粘膜が腫れて鼻水がつまり、鼻水そのものも粘り気を帯びてきます。こうした状態が続くと副鼻腔と鼻腔をつなぐ管がふさがれて、副鼻腔からの分泌物や異物の排出ができなくなります。その結果、鼻水や膿が溜まるようになり、副鼻腔炎が発症します。

幸いにして副鼻腔炎であれば、耳鼻科で治療ができます。麻酔薬や血管収縮薬で鼻の粘膜の腫れを抑えながら鼻水を吸引したり、鼻孔に入れたノズルから噴霧される抗菌薬やステロイド薬を吸い込んだり、副鼻腔内を直接洗浄したり。耳鼻科で行われるこれらの治療は効果が高いですし、細菌による炎症には、内服する抗菌薬も有効です。

慢性上咽頭炎や慢性副鼻腔炎以外にも、アレルギー性鼻炎、温度や環境の変化による血管運動性鼻炎（寒暖差アレルギー）、いびきになどが原因で後鼻漏が起こることがあります。

痰の吐き方、鼻のすすり方でも上咽頭炎がわかる

後鼻漏の鼻水は、それが作られる場所や原因によって、サラサラタイプもあれば、粘性の高いタイプもあります。鼻水の色も、白っぽいもの、黄色や緑に近い色のついたもの、血液が混ざっている場合もあります。

上咽頭炎の場合には、白くて粘り気のある鼻水ができるのが特徴で、ちょっとやそっとでは吐き出すことができない位置にあるため、常にへばりつき感をともないます。

女子が眉をしかめる、おじさんの習性に「カー、ペッ」と痰を吐く行為がありますが、これは痰や鼻水の特性を見極めるいい教材になります。可愛げのある「カー、ペッ」だとまだいいですが、何度も「カー、ペッ」を繰り返していれば、そのおじさ

んは上咽頭炎なのかもしれません。

もう一つ、**鼻のすすり方**によっても、慢性上咽頭炎か否かを見分けることができます。かなりマニアックな観察になりますが、鼻の表面で軽く**「フンッ」とすすれていれば、問題なし**。

慢性上咽頭炎の人は、上咽頭に粘り気のある鼻水がへばりついていますから**「フゴッ、ズズッ」と鼻の奥をすする感じになります。この表現にすぐにピンとくるのであれば、隠れ慢性上咽頭炎かもしれませんよ**。

頭痛も慢性上咽頭炎のサイン?!

副鼻腔炎について説明してきた流れで、頭痛についてもお話ししたいと思います。

頭痛には、脳の血管が拡張してズキンズキンと脈打つように痛む「**偏頭痛**」、精神的な緊張や肩こりなどが原因となる「**緊張性頭痛**」などがありますが、**慢性上咽頭炎では、どちらのタイプの頭痛も起こります**。

偏頭痛では、頭痛とともに吐き気があったり、光やにおいに敏感になったり。緊張性頭痛では、頭に輪っかをはめたようにギューと締め付けられるような痛みがあり、肩や首のこり、眼精疲労からくる目の奥の痛みなどが出現することもあります。

いずれにせよ、慢性上咽頭炎からくる頭痛は、上咽頭の慢性的炎症が神経を刺激したり、周囲の部位へ炎症を拡散したりすることが原因だと考えられています。

一方で、慢性副鼻腔炎でも頭痛が起こります。こちらは、鼻腔の左右に４つずつある副鼻腔の炎症が原因です。副鼻腔のある位置によりますが、額、目の周囲、ほお、歯などに痛みを感じることが多く、頭の前や後ろにも重たい痛みがあります。

ひとくちに頭痛といっても、痛みのある部位や痛み方の特徴はそれぞれ異なるので、それによって頭痛の原因にたどりつくことも可能です。**頭痛持ちの人が、隠れ慢性上咽頭炎だった**というケースは、数えきれないほどたくさんあるのです。

発声のプロは慢性上咽頭炎になりやすい

声楽家、歌手、俳優といった声を使う仕事のプロの人たちが、私の施術を受けるために来院されることもよくあります。また、大切なステージがあれば、こちらから出向いて施術をすることもあります。

発声のプロが訴える主症状は、「声が響かなくなった」「高音が出しにくい」「声のかすれが治らない」といったものです。声を使う人たちが、「満足に声を出せていない」と感じている場合には、その背景にたいてい慢性上咽頭炎が隠れています。

声を使う人たちにとって、鼻腔とつながる上咽頭は、「**鼻腔共鳴**」をするためにとても大切な場所です。鼻腔共鳴とは、鼻腔に声を響かせて、声を増幅させること。少ない発声エネルギーでも鼻腔へ響かせることで声量を上げることができます。無理なく豊かで伸びやかな声を出すことのできる発声の方法です。声楽家の人たちは「なり」とも表現します。

音域によって共鳴させる場所にも違いがあり、低音域なら胸、中音域では口、高音域になると鼻に響かせるといわれていますから、高い声が出しにくくなるのは、鼻の不調が原因であると推測できるでしょう。

では、なぜ共鳴できなくなるのでしょうか。その原因は、上咽頭の炎症によって作られた鼻水です。鼻腔の粘膜の表面に粘度の高い鼻水がへばりつくと、鼻水がクッションになって、空洞の共鳴器である鼻腔に思うように音が響かなくなります。

本来であれば、少ない発声エネルギーでも鼻腔で音を増幅できますが、鼻水クッションがあることで思ったように音が響かなくなります。周囲からは気づかれないほどだとしても、本人からすれば、「何だか、声の通りが悪いな」という感じです。

そうなると、プロの人たちは無意識にのどから発声して声量をリカバリーします。これが、「**のど声**」という発声です。

のど声は鼻腔共鳴に比べて、たくさんの発声エネルギーが必要となるため、かなり力んだ発声法になります。その状態を気づかないままに続けていると、喉頭にある声帯を合わせる筋肉が疲れるために、さらに声が出なくなります。

発声のプロの人たちは、声が出なければ、別の発声方法でリカバリーするのですが、この方法でもやがて声が出なくなります。そうなると、また新たな声の出し方をして、再び声が出なくなるという悪循環に。これを繰り返していくと、元々の発声法を見失ってしまうため、発声障害という大ピンチの状態になります。

「不調になる以前はどうやって声を出していたのかわからない」という悲痛な訴え

は、声の不調や違和感に対して、プロのテクニックを駆使して発声の試行錯誤をした結末なのです。

本来の発声を忘れ、結果として発声方法そのものが変わってしまった発声のトラブルには、本来の発声方法を取り戻すことが根本的な解決策です。それには、上咽頭の炎症を改善し、へばりついた鼻水を除去して、鼻腔の共鳴環境を取り戻せばＯＫ。

鼻腔共鳴ができるようになる→力まずに発声できることに気づく→声帯の周りの筋肉の力み癖が取れてくる→力みのない発声で伸びやかな声になる→声を出すことが楽しくなる、というように再び、満足のいくパフォーマンスができるようになります。

実はこれは、プロだけに限ったトラブルではありません。一般の人でも、声がかすれる、声が裏返る、ガラガラ声が続く、高音が出にくいという声の不調の背景には、慢性上咽頭炎による鼻水のへばりつきが隠れていると思ってください。

めまいや耳づまりも慢性上咽頭炎が原因?!

風邪に次いで、慢性上咽頭炎のきっかけとなるのが、**逆流性食道炎**です。胃酸の逆流がひんぱんにあると、上咽頭の粘膜がダメージを受けやすく、炎症を促す状態になります。このため、逆流性食道炎と慢性上咽頭炎を合併している人は、少なくありません。

また、上咽頭には耳とつながる耳管の連絡口（耳管咽頭口）があります。上咽頭の炎症から隣接する耳管へと炎症が及ぶと、耳管が腫れて狭窄する病気などを引き起こすことがあります。こうなると、耳の気圧調節がうまく機能しなくなり、耳がつまったような「**耳閉感**《じへいかん》」が生じます。飛行機や高層階に行く高速エレベーターに乗ると気圧によって耳がつまりますが、ちょうど同じような症状です。

さらに、めまい、全身のだるさ、寒気、気分の落ち込みなどは、上咽頭の慢性的な炎症が自律神経を絶えず刺激して、神経のバランスが乱れることで生じるといわれています。

自律神経は、呼吸や血液の循環、体温の調節、消化や排泄など生理機能を自動制御していますから、自律神経が乱れると全身にさまざまな不調が現れます。全身の倦怠感、寒気、めまい、不眠、しびれ、動悸などが典型的な症状で、神経性の胃炎や過敏性の腸炎も起こりますし、過呼吸も生じます。

また、**気分の落ち込み**も自律神経の症状の一つですから、うつ病と診断されている人の中には、慢性上咽頭炎を発症している人が相当数いるのではないかと推測できます。

このように、多くの病気の裏には慢性上咽頭炎が隠れています。隠れ慢性上咽頭炎の人の場合には、それに気づいていないわけですから、まず病気の存在と特徴を知ることが肝心。でも、それさえわかってしまえば、解決策は見つかります。

そこで、実際に私の治療院で隠れ慢性上咽頭炎が見つかり、根治に至った人たちの症例を紹介しましょう。

症例

Bスポット療法を併用して、慢性上咽頭炎由来のめまいを克服！

40代・女性専業主婦

まずは、40代の女性の症例からです。Aさんは、二人のお子さんがいる専業主婦ですが、5〜6年前からフワフワするようなめまいに悩まされていました。

Aさんによれば、座っているときも立っているときも、常に左に引っ張られるようなめまいが起こるということです。歩いていると平気なのですが、立ち止まるとフワフワ、首を横に振るだけでもフワッとなるタイプのめまいでした。耳鼻科をはじめ複数の病院を受診しても、原因不明で症状も変わりません。気休めのように漢方薬を飲んでいるということでした。

Ａさんの訴えに応じて、最初はめまいの治療をしていたのですが、少しの改善はあって、その先がよくなりきらない状態でした。そのため、改めて問診をしてみたところ、慢性上咽頭炎が背景にあるのではないかと感じたのです。

そこで、上咽頭炎を想定した質問をしたところ、Ａさんには、**「鼻とのどの境目に熱感がある」**、**「鼻水がへばりつく感覚」**という**自覚症状**がありました。

また、**「飛行機に乗ったときのような耳のつまり」**を感じることがあるといいます。これらの症状が揃えば、慢性上咽頭炎の疑いは濃厚です。そこで、慢性上咽頭炎の治療に切り替えたところ、たちまちＡさんのめまいの症状が改善していったのです。

さらに、ご本人は、慢性上咽頭炎かどうかを確かめたかったので、その診断ができる耳鼻科を受診したところ、結果は予想的中でした。上咽頭炎と診断されて、Bスポット療法も受けてきたことを笑いながら報告してくれたのです。

私の見立てでは、Aさんは当治療院のJSメソッドとBスポット療法を併用すると効率よく症状の改善ができるので、Bスポット療法の効果がなくなるまで二刀流で治療を行いました。Bスポット療法で症状の6割まで軽減してもらい、残りの4割はJSメソッドを適用するのが最も効率のいい方法です。この作戦は大成功で、Aさんはこれらの治療の結果、めまいもなくなり、同時に鼻の不快感、耳のつまり感も消えていきました。

隠れ慢性上咽頭炎を発見したことで、本人の主訴である、めまいだけでなく、上咽頭炎の主症状もすべてなくなったという好例でしょう。

症例

胃炎による嘔吐で上咽頭炎になり、歌手の生命線である声にトラブルが発生！

20代・女性歌手

プロの歌手であるBさんが、所属事務所の人に付き添われて当治療院に来院したときは、ほとんど声が出ていない状態でした。20代前半のBさんは、事務所が力を入れている期待の新星。その前年から、CDのリリースやライブイベントが続く過密なスケジュールをこなしていました。ブレイクの勢いに乗る反面、プレッシャーもあったのでしょうか、急に胃腸炎を発症し、嘔吐の繰り返し。食事も満足にとれない状態のまま、点滴をしながら連日のライブ活動を続けていました。

やがて体が悲鳴を上げたのか、生理周期も乱れるようになり、ついにプロの歌手にとって生命線ともいえる声に異変が生じてしまったのです。

▼上咽頭炎による声トラブルはこうして起こる！

粘膜がヒダヒダ	鼻水がへばりつく
↓	↓

響かせようとのどが力む（のど声に）

↓

声帯を合わせる筋肉が疲労する

↓

かすれ、裏返り、息漏れ

Bさんが診察を受けた病院では、副鼻腔炎とぜんそくという診断で、治療を続けたものの効果がなく、事務所の人が懸命に探して私のところに相談にやってきました。

歌手の人には、こうしたケースがよく見られます。Bさんも隠れ慢性上咽頭炎の典型的な症状だったので、それを想定した問診を行ったところ、主訴である「声が鼻腔に響かない」、「チェンジヴォイスと中音が裏返ってしまう」という声トラブルがあり、ほかにも、「鼻とのどの境目に、へばりつき感がある」という症状を自覚していました。

おそらく、前年に胃腸炎で嘔吐を繰り返したことがきっかけで、上咽頭炎を発症したのでしょう。吐くことで胃酸が逆流して、上咽頭まで達したのだと考えられます。上咽頭に炎症が起こると自律神経が乱れるので、生理周期にも影響が及びます。

そんな状態でもBさんのスケジュールは過密で、CDのリリースやイベントが立て込んでいましたから、治療当初の2回は声が出るようにするための施術を行いました。ある程度、声は出るようになりましたが、いわば応急処置ですから、原因である上咽頭炎はそのままです。

この状態では、近い将来にまた同じようなトラブルが起こってしまうので、3回目以降は週1回のペースで慢性上咽頭炎の治療をはじめました。

3回目の治療で、鼻腔に響かない、鼻と喉の境目のへばりつき感があるという症状は、かなり薄らいできました。4回目の治療で生理周期も正常になりましたが、本人も事務所も完治までを希望していたので、その後は、週に1回の治療を1カ月半ほど続けて完治に至りました。仕事のプレッシャーも過密なスケジュールも、上咽頭炎の症状を悪化する因子にはなりますが、発症のきっかけにはなりません。

なによりも、思うように声を出せるようになり、気持ちよく歌が歌えることが幸せだというBさん。そのスケジュールは、数年先まで埋まっているといいますから、私も彼女の活躍を楽しみに、現在もメンテナンスの意味で通院を続けてもらっています。

実は、先に紹介したお二人のように、本人の自覚がないままに、さまざまな不調が進行していく人は、決して少なくありません。みなさんの場合も、悩ましい不調が、もう何年も続いていたり、現在の治療に効果が感じられなかったりしているなら、慢性上咽頭炎からの関連症状である可能性があります。鼻やのどに関する症状でなければ、すぐには気がつきませんが、不調の裏には、上咽頭の慢性炎症が隠れているのかもしれません。

「慢性上咽頭炎診断チェックリスト（p.4）」「隠れ慢性上咽頭炎診断チェックリスト（p.5）」を利用して、ぜひ自分の症状と照らし合わせてみてください。これまでの説明で多少なりとも慢性上咽頭炎の概念がわかれば、鼻やのど以外のさまざまな不調と、上咽頭の炎症を結びつけることができるのではないでしょうか。

激痛がつきもののBスポット療法は受けたくないという人も安心してください。続く3章では、まったく痛みのない慢性上咽頭炎の新たな治療法であるJSメソッドについて、詳しく説明していきます。

第3章

東洋医学で考える「慢性上咽頭炎」

東洋医学で考える慢性上咽頭炎

この章からは、私が専門とする東洋医学の視点から、慢性上咽頭炎について説明していきましょう。でもその前に――西洋医学により、慢性上咽頭炎は、上咽頭に生じている慢性的な炎症から、いくつかのメカニズムによって全身症状を引き起こすことが解明されました。そのメカニズムはかなり複雑ですから、「そういうものなのか」という程度に考えてもらえばいいでしょう。

メカニズムの解明は確かに重要ですが、患者さんにしてみれば、「風邪による炎症が原因で生じる**鼻水や鼻づまりといった症状が、風邪が治っても続くのはなぜなのか**」、といったことのほうが気になるはず。炎症がなくなって症状が消える人もいれば、**炎症が慢性化して、声がれや後鼻漏が生じたり、重度の疲労感や寒気が続いた**

り、関節痛や胃腸炎まで発生したりと、二次的・三次的な症状が起こる人もいます。この違いは、いったい何が原因なのでしょうか。

これは、東洋医学の視点からひもとくと、すごくわかりやすく説明ができます。東洋医学では、「**炎症とは、熱がこもる状態**」と考えています。誰でも風邪をひけば、それをきっかけに上咽頭に炎症が起こりますが、炎症が治まってくるにつれて、鼻に生じていた熱は下に降りて全身に循環することで、上咽頭にあった火種は消え去ってしまいます。

でも、風邪が治り粘膜の炎症が終息しているのにもかかわらず、上咽頭に残った炎症の熱が下へ降りない人がいるのです。鼻のあたりにずっと火種が残り、熱がこもってしまう状態。**上咽頭の火種がくすぶり続けて、熱こもり体質になっているのが、慢性上咽頭に悩まされる人たちです。**

熱こもり体質の人には共通点がある

熱こもり体質になっていると、一時的に炎症をなくしても、またすぐに炎症が起こります。**慢性上咽頭炎の人が、いつも風邪をひいている、周囲の人から風邪をもらいやすい**という状態なのは、この体質のせいかもしれません。ですから、火種は残さず取り去ることが鉄則です。

また、慢性上咽頭炎の人に、**極度の寒がりが多いのは、全身の熱不足が原因**。熱が循環できない体質になっているため、**頭部には熱がこもり、体は冷え冷え**という状態になるのです。上咽頭のくすぶる火種を解消しないことには、慢性上咽頭炎を根治することはできないのですが、実は、熱こもり体質の人には、ある共通点があるのです。私にそのヒントをくれたのは、患者さんの何げないひと言でした。

「私、上咽頭炎もあるのですが、最近はそっちの症状も調子がいいんですよ」。

こう言ったのは、突発性難聴と頭痛を訴えて来院していた女性の患者さんでした。

その人の主訴となっている症状に対して、首のこりをとっていく施術を続けていました。すると、突発性難聴や頭痛の症状がよくなるにつれて、慢性上咽頭炎のほうもよくなってきたというのです。

「ん？　首のこり⁈」

そのとき、慢性上咽頭炎の原因は、**首のこり**にあるのではないかと気づきました。

そのヒントから組み立てた慢性上咽頭炎のメカニズムとは、次のようなものです。

上咽頭に急激な炎症が起こる（急性上咽頭炎）↓炎症が鎮静化しても、首のこりがあるせいで熱が下に降りることができない↓**上咽頭周囲に常に熱がこもるようになる↓上咽頭の火種がくすぶり続け、すぐに炎症を起こしやすい**状態になる（次ページのイラスト参照）。

▼上咽頭炎が治る人と慢性化する人の違い

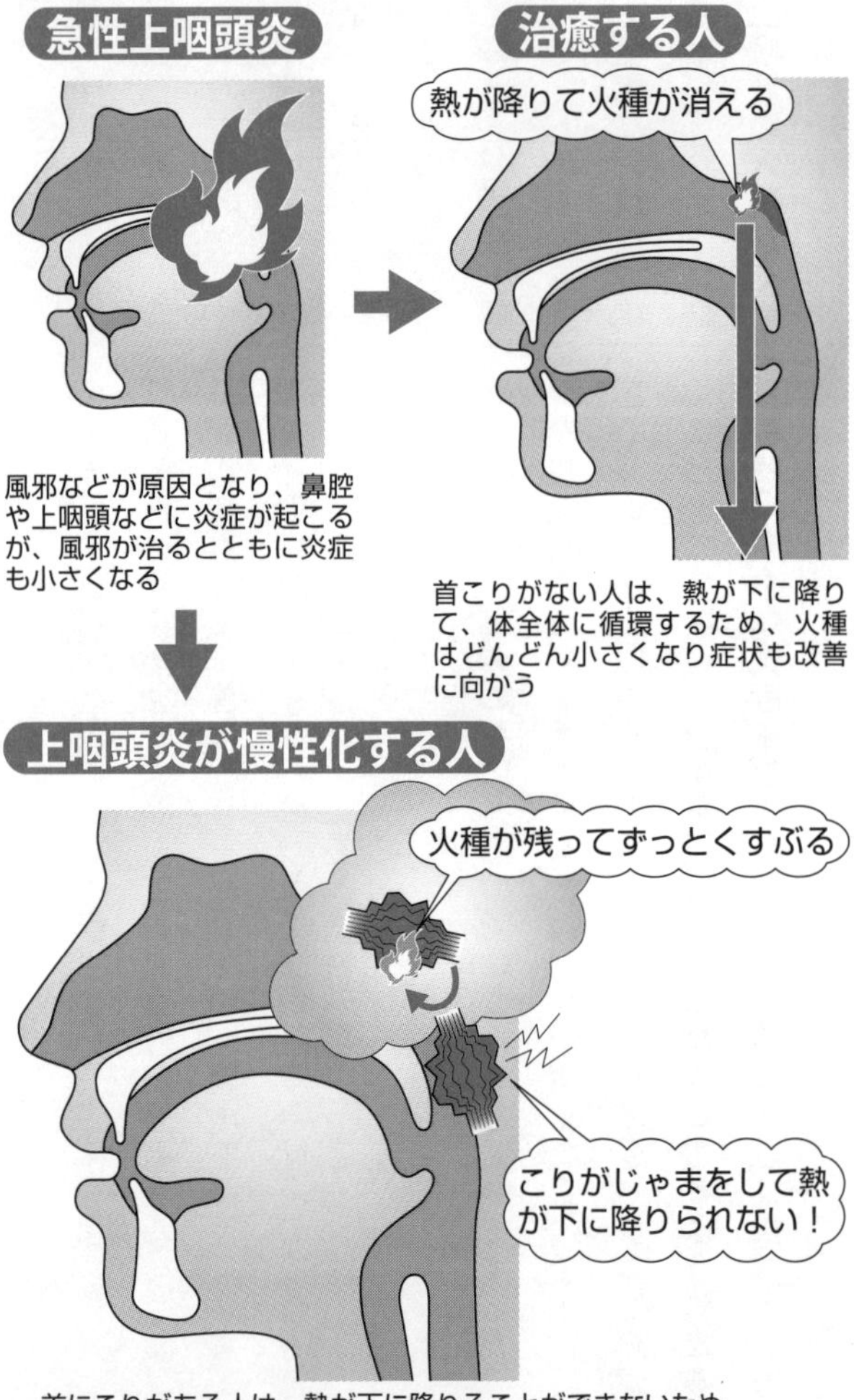

風邪などが原因となり、鼻腔や上咽頭などに炎症が起こるが、風邪が治るとともに炎症も小さくなる
治癒する人
熱が降りて火種が消える

首こりがない人は、熱が下に降りて、体全体に循環するため、火種はどんどん小さくなり症状も改善に向かう
火種が残ってずっとくすぶる
こりがじゃまをして熱が下に降りられない！

首にこりがある人は、熱が下に降りることができないため、上咽頭の周囲に火種が残り、熱がこもるようになる

実際にこうしたメカニズムになっているのかどうか、検証してみる必要がありま す。私は、鍼灸師になりたての頃から、当時も、現在も、耳鼻科系の症状に強い治療院で臨床経験を積んでいます。当然、鼻やのどの不調を抱えた患者さんばかりが来院しますから、そうした人たちに慢性上咽頭炎を想定した問診をして、首のこりを確認することにしたのです。

その結果、患者さん自身に慢性上咽頭炎の自覚はなくても、症状や問診から**「慢性上咽頭炎だな」と推測される人のほぼ全員に、首のこりがあったのです！** そこで、首のこりをとる施術をすると、「上咽頭炎の症状が軽くなった」「鼻のへばりつきがなくなってきた」「声の調子がいい」という人が、チラホラと出てきました。

そこで、さらに精度を上げて、首のこりがある位置を正確に特定してみることにしました。

「**首のどの部分に生じているこりが目印になるのか**」。こりの位置を正確に特定することは、慢性上咽頭炎の診断ポイントです。そして、その首のこりを消すことが治療のゴールにつながっていきます。

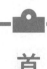

首のこりをゆるめる4つのツボ

首のこりの位置が正確に特定できると、次は首のこりをゆるませる方法を考えなくてはなりません。私は鍼灸師ですから、首のこりほぐしには鍼を使います。その場合に、首に直接に鍼をするのではなく、遠隔のツボからアプローチして首のこりをゆるませていきます。しかし、慢性上咽頭炎に有効なツボを教えてくれるテキストなどは存在しないので、最初から自分で見つけるしかありません。

そこで、東洋医学の理論、自分自身の経験、患者さんたちの臨床データから、自分なりの仮説を立てて分析し、首のこりに有効なツボを探していきました。

「**首のこりのある人は、ここに反応が出やすい**」という共通のポイントがありますから、まずはそれを手がかりにツボ探しをはじめました。そして、トライ&エラーを繰り返して、最も効果の出るツボを絞り込んでいったのです。


結果として、**手、背中、ひじ、足にある4つのツボが特定できました**。これらのツボに鍼をすると、首のこりがゆるんでいき、最終的にこりは消えていきます。

そして、こりがほぐれていくと、それにともなって慢性上咽頭炎の症状も快方へと向かっていくのです。治療のゴールは首のこりがなくなること。首のこりが消えれば、慢性上咽頭炎は完治します。


私は、自分で確立した慢性上咽頭炎治療法を、前述のとおり「JSメソッド」と名付けています。くり返しますが、「**Jは上咽頭、Sはスッキリ**」という意味です。

スッキリというイメージは、慢性上咽頭の患者さんが一番望んでいる感覚です。「スッキリしたい！」、鼻の奥の慢性的なつまりがなくなれば、どんなにスッキリすることでしょう。

こりは年輪、歴史が長いほど頑固になる

私はこれまで多くの患者さんに、ＪＳメソッドによる施術をしてきました。その**改善率は、80％以上**になります。改善に至らなかった約20％は、最後まで治療を継続できなかった人です。治療途中でやめた人ですね。

実際に、ＪＳメソッドを行うと、**一度の施術で劇的に症状がとれる人もいます。こうした人は、まだ首のこり歴が浅い人です**。

こりは年輪と同じようなもので、症状が強く、こり歴が長いほど年輪は大きくなり、凝縮されて頑固になります。まるで石のようにガチガチに固まった年代物のこり

を持っている人も少なくありません。

頑固なこりをほぐすには、それなりに時間もかかりますが、ていねいに施術を繰り返していけば、次第にほぐれていきます。慢性上咽頭炎の場合は、首のこりを根こそぎとって、全身に熱が巡る体に再生しなければなりません。それが、再発予防にもつながります。

ＪＳメソッドは、まったく新しい視点から考えた慢性上咽頭炎の治療法です。Ｂスポット療法（ＥＡＴ）のように、炎症部分をゴシゴシとこする荒療治ではないですから、**痛みもまったくありません**。首のこりを見つけ、特定のツボを刺激して首のこりをゆるめて、鼻の周辺にくすぶっている熱を体全体に循環させようというシンプルな理論です。そして、これまで誰も実践したことのないので、オリジナルの「**岳《がく》式治療法**」ということができます。

実際に、この理論と治療法にたどりつくことは、私でなければできなかったと自負しています。慢性上咽頭炎の背後にある首のこりに気づき、首のこりを遠隔からほぐすことのできるツボを探し出すことは私にしかできなかったと、なぜ断言できるのか。みなさんにそれを納得してもらうためには、私の鼻炎歴を話す必要があるでしょう。

これまでの人生は、鼻炎とともにあった

私は、小学生の頃から鼻炎持ちでした。鼻炎といってもいろいろありますが、私の場合はアレルギー性鼻炎からはじまりました。鼻炎を知らない人にとっては「鼻水が出ているだけ」とか「鼻がつまっているだけ」と思えるかもしれませんが、実際にはつらいことがたくさんあります。

私の場合には、鼻炎が出ると意識が朦朧として、全身がだるくて動けなくなります。歩くこともできないし、座ってもいてもつらいほどです。

鼻炎の原因には、春はスギ、秋はブタクサといった花粉もあれば、ハウスダストもあります。気温の寒暖差やストレスも症状を悪化させる要因ですから、小学校のときには、テストのたびに鼻炎が悪化していました。テスト中は、カンニング対策のためにティッシュを出せないので、もはや拷問でした。ティッシュは出せませんが、鼻水は容赦なく出てくるわけですから。そのせいで、中学受験でも苦い経験をしました。

それに追い討ちをかけたのが、鼻炎のつらさを誰にも理解してもらえないという現実です。専門医であるはずの耳鼻科の先生ですら、本当のつらさはわかりません。いろいろな病院で相談をして、治療を受けたのですがまったくダメ。どの病院でも鼻炎薬や抗アレルギー薬による治療が中心ですから、私は点鼻薬だけでなく服用薬もたくさん処方してもらいました。

実は、こうした薬は副作用も強力です。鼻水を止める薬を服用すると、鼻水だけを止めるのではなく、すべての体液の分泌を止めてしまいますから、唾液も止まって口の中がカラカラになります。そうなると、どんどんのぼせて頭が朦朧としてくるのです。

「鼻炎薬は飲んでもつらいし、飲まなくてもつらい」。この事実をいやというほど経験した小学生の私は、この時点で自分の鼻炎に対する耳鼻科の標準治療を見限っていました。

「この治療では、絶対にボクの鼻炎は治らない……」と。

道場で出合った鍼灸師という仕事

こうした暗黒の鼻炎歴を告白すると、いつも鼻ばかりかんでいるひ弱な子どもを想像されるかもしれませんね。確かにコアな鼻炎持ちではありますが、鼻炎の症状さえ出なければ、元気そのもの。高校時代からはじめた少林寺拳法は2段の腕前です。東京都大会を2連覇し、関東大会で準優勝した記録を持っています。

鍼灸と出合ったのも、少林寺拳法の道場でした。門下生は、子どもから高齢者までと、さまざまな年齢や腕前の人が一緒に練習をしています。大会前になると練習にも熱が入るので、子どもたちのケガも多くなるのですが、そうなると、おじいちゃん先生が大活躍します。先生といっても、同じ門下生として練習しているおじいちゃんなのですが、誰かがケガをすると、その場でパパっと治してしまうのです。それを目の当たりにしたときに「こ、これはすごい！」と。

おじいちゃん先生の職業は、鍼灸師でした。そうした職業があることをはじめて知り、その場で私の進路が決まりました。

小学生のときに耳鼻科の標準治療を見限って以来、「鼻炎を治す方法を自分で見つけたい」というのが人生の目標になっていましたから、導かれるように鍼灸師になり、耳鼻科専門に施術をするようになりました。

自分の慢性上咽頭炎は、あえて治さない

鼻やのどの症状を専門にすることで、経営が成り立つのかと心配してくれる人も多いですが、独立に際してもまったく不安はありませんでした。なぜなら、私の鼻炎が耳鼻科の標準治療では治らなかったように、同じような経験をして困っている人がたくさんいるだろうと確信していたからです。

鍼灸師として仕事を覚えはじめたのも、耳鼻科系の症状の改善に定評のある治療院でした。独立してからも、上咽頭炎、のどの不調、花粉症、突発性難聴、顔面神経マヒなどを専門的に施術しています。これまでの症例数は延べ3万人以上になり、独立

後の2年間で施術した患者さんは1万人を超えました。やはり、鼻の病気が慢性化して、どこの病院の治療でも納得できる結果が得られずに難民化している人がたくさんいるという私の予想に間違いはなかったのです。

東洋医学の視点から鼻の病気を治していこうと決めて、鍼灸師として活動をした時点で、それまでの私の暗黒の鼻炎歴は、一転して最強のアドバンテージになりました。鼻炎の患者さんが表現する症状や、抱えているつらさは、自分のことのように理解できますし、快方に向かう過程で体感する微妙な違いもリアルに感じることができるわけですから。

さらに正直に告白すると、私自身も慢性上咽頭炎を持っています。現在でも、慢性上咽頭炎の患者の一人です。ＪＳメソッドを作り上げて、患者さんに施術をしている立場でありながら、「自分の症状は治せないのか?!」と不審に思う人もいるかもしれませんね。

正確にいえば、「**あえて治さないでいる慢性上咽頭炎患者**」です。過去の鼻炎歴がアドバンテージになったように、鍼灸師として研究・施術をする臨床場面では、私自身の鼻の反応や感覚が、高精度のセンサーともモニターともなるからです。

大切なことはすべて鼻が教えてくれた

さらに、世の中にある全ての整体術の源流である「**活法**《かっぽう》」の習得も私の基礎になっています。

活法とは、戦場で、負傷した兵士をその場で回復させて、再び戦場に送り出すための整体技法のこと。戦国時代に作られた伝統のある整体術で、人を殺める「殺法」とは表裏の関係にあります。

これまで口伝でしか伝わってこなかった碓井《うすい》流活法を習得し、その後は活法研究会の初代整動鍼セミナー講師に就任しました。2014～2017年には、北海道から鹿児島まで全国の鍼灸師、延べ800人以上に鍼灸技術を指導し、その翌年は400人の治療家が所属する会でも講師を務めてきました。

活法では、体のつながりを理論立てて構成しています。例えば、首と腰がつながっている、ひじと背中がつながっているといった整体の理論は、活法から学んだ視点であり、現在の私の仕事のすべての基礎になっています。

体全体のつながりを広い視点で見る活法に対して、鍼ではピンポイントの治療ができます。慢性上咽頭炎の原因となる首のこりをほぐすことのできる遠隔のツボは、活法で学んだ体のつながりをベースにして仮説を立て、実際に鍼をして焦点を絞りこみ4つのツボを特定していきました。

ここで役に立ったのが、高性能の鼻センサーを搭載した自分の体です。自分の体を使って効果を確認していくのですから、自分のほしい正確な臨床データをダイレクトに得ることができます。現在でも、自分の慢性上咽頭炎をあえて治さずに、ギリギリの状態で発症させたままでいるのは、私の鼻が教えてくれるデータほど信頼できるものはないからです。

首こり解除のツボは、名無しの反応点?!

ＪＳメソッドの組み立てには、活法の理論と東洋医学の理論のどちらも役立っています。活法の体のつながりは、東洋医学の経絡理論と一致する部分も多いので、ツボの特定に矛盾することはありませんでした。活法にしても東洋医学にしても、結局は人の体を二つの視点で見ているだけですから、リンクする部分が多いのは当然のことでしょう。

ツボというのは、東洋医学の経絡理論の独特の考え方ですが、私の見つけた4つのツボは、名前があってよく知られているようなツボではありません。

経絡もツボも目で見ることはできませんが、ツボを基点にして症状を緩和させたり、回復させたりする効果は、WHO（世界保健機関）によって認められています。

経絡に属しているツボを「正穴《せいけつ》」といいます。現在、WHO公認の正穴は316穴あり、すべてに名前がついています。関係する臓器に由来する名前、ツボの位置から連想される名前など、命名の背景はさまざまですが、世界共通で、同じツボの情報を共有できるので、とても便利です。

さらに、特定の病気や症状への効果があるもので、経絡に属していないツボを「奇《き》穴《けつ》」といいます。正穴ほどの正式なポジションではないですが、ちゃんと名前もありますし研究者も少なくありません。国際会議で、奇穴として扱われていたツボから正穴へと昇格することもあります。

それ以外に「**阿是穴《あぜけつ》**」というツボもあります。阿是穴は反応点のようなツボのこと。中国語で**阿是とは「あー、そこそこ！」という意味**だといいますから、その他大勢のツボのことで、個別の名前はありません。私の見つけた4つのツボは、首こりほぐしの反応点。その他大勢の名無しツボです。

首こりほぐしのセルフケアは体操で！

反応点のようなツボを見つける作業は、宝探しをするようなものです。ツボの大きさは、ゴマ粒半分くらいしかありませんから、それを体の中から探す作業を想像してみてください。

運よく探し当てることができたツボは、自分にとっては宝物と同じくらいの価値があります。

みなさんの中には、首こりほぐしのツボの位置を知りたいと思う人がいるかもしれませんが、もし地図で位置を示されても、正しくとらえられるとは限りません。ツボの位置は人によって微妙に違いますし、同じ人でも体のコリが強い日には、前日のツボの位置とずれてしまいます。ですから、餅は餅屋というように、正確なツボ探しはプロに任せたほうがいいでしょう。

現在、私の治療院では、私以外にも複数の熟練のスタッフが、首こりほぐしのツボの位置を共有し、臨床での実績を上げています。さらに、各スタッフそれぞれが新たなツボを模索中。宝探しを続けていますから、さらに効果がある新たなツボが見つかるかもしれません。

みなさんにとってツボ探しをするより大切なことは、**日常生活の中で首のこりをほ**

ぐす体操を実践することです。詳しいメニューや方法は、次の章で説明しますが、軽症のこりであれば体操だけでも十分な効果が得られるはずです。

そして、慢性上咽頭炎のサインであるこりが後ろ首の下の部分にあるという、ざっくりした地図さえ理解してもらえればOKです。この知識があると、5章で説明するセルフケアの効果が大きく違ってきます（首湯たんぽの項目p.141参照）。

東洋医学の視点でBスポット療法（EAT）を考える

最後に、JSメソッドのおさらいをかねて、東洋医学の視点からBスポット療法（EAT）について考えてみましょう。

JSメソッドは、慢性上咽頭炎の原因となっている首のこりを確認し、首のこりを遠隔の特効ツボを使ってほぐしていく治療法です。**私は、一人一人の患者さんの首の**

こり具合を毎回評価しています。首のこりが順調にほぐれていく人、前回とあまり変化のない人、前回より悪化している人と、治療の過程も人それぞれ。こうした改善度の差は、生活の中でこりを悪化させる行為や習慣から生じてきます。

それは、姿勢のせいかもしれませんし、食事の内容かもしれません。次章で紹介する体操でも、真剣に取り組む人と気が向いたときにだけ行う人では、やはり改善に差が出てきます。さらに、熱を生みだす食べ物や冷えを増長する生活習慣なども大きく関係しています。私の治療院では、患者さんそれぞれの現在の症状に応じて、きめ細かく対処と施術を続けていきます。

これに対してBスポット療法は、上咽頭の炎症の強い人にも、炎症が治まりつつある人も、同じ擦過治療を行います。同じ治療をしても、炎症の強い人は痛みが強く、改善状態にある人はさほど痛みがないというのは、そういうことです。

Bスポット療法でさほど痛みがなくなったという人の場合には、もうBスポット療

法による治療効果を十分に得られていると考えたほうがいいでしょう。Bスポット療法は、慢性上咽頭炎のスタンダード治療であることに間違いはありませんから、急性期の最も炎症の強い段階では、かなりの効果があるはずです。実際に、Bスポット療法によって症状が軽減している人は、かなり多くいるでしょう。

ただ、ある程度のレベルまで炎症が治まってきたら、急性期ほどの改善効果が得られないと感じるかもしれません。そんな場合は、治療の継続を考えるところです。

具体的な目安として、慢性上咽頭炎の症状がMAXレベルの10から4まで落ち着いたら、Bスポット療法の継続を考えてみるべきかもしれません。

そして、レベルが4以下となっている人の場合には、すでに炎症が治りつつあると考えてください。こうした人の場合には、擦過治療を続けることで、むしろ炎症が悪化するリスクがあることも知っておいたほうがいいのではないでしょうか。

すでにBスポット療法でとれる症状が4までできたと思えたら、そのタイミングでJ

Sメソッドのしくみを思い出してください。残りのレベル4の炎症については、首のこりをとる治療にシフトしたほうが賢明です。上咽頭に残った熱を下に向かわせ、体を循環するようにすればいいのです。それには、熱の下降を妨げている首のこりを解除すること。首こりがなくなれば、熱はスムーズに下降し、体全体に巡るようになります。この循環ができれば、上咽頭の火種もすっかりなくなってくるでしょう。

首こりほぐしには、ＪＳメソッドによる鍼治療が効果的ですが、みなさん自身で実践できる首のこりほぐし体操や生活習慣の改善でも、かなりの効果が期待できるはずです。

第4章

セルフケアできる！
岳式首こりほぐし体操

軽い首こりなら体操だけでも治せる！

東洋医学で考える慢性上咽頭炎は、首のこりによって上咽頭にある炎症の火種が消えずに、熱がこもっていることが原因になります。私が考案した慢性上咽頭炎の治療法であるＪＳメソッドでは、全身の４つのツボからアプローチして、首のこりをゆるめていきます。

前章では、プロの鍼治療による首こりほぐしの側面を説明しましたが、ＪＳメソッドではプロの施術と並行して、みなさん自身が実践できるセルフケア用の体操を指導しています。この章では、「**岳式首こりほぐし**」の体操を詳しく説明しましょう。

私の治療院に来院される患者さんにも、同じ体操を指導しています。首こり歴の浅い人であれば、セルフケアの体操だけでも首のこりがなくなり、慢性上咽頭炎の症状が軽くなっていくはずです。岳式呼吸法以外のすべての体操は立って行います。

首こりほぐしに必須の４つの基本体操

基本となる体操には、**頭を後ろに倒す首の後屈、頭を前に倒す首の前屈、首を横に傾ける側屈、左右を振り向く首の回旋**という要素が必要になります。

そこで、次の４種類の体操を用意しました。

①首の後屈用の「いいね体操」
②前屈用の「前ならえ体操」
③側屈用の「おにぎりの調整」
④回旋用の「幸せ法」

詳しくはp.１１２～１１９を参照してください。

首の後屈に効果のある
いいね体操

慢性上咽頭炎の原因となる首のこりは、首の後屈に関係する位置にあるので、この体操は、慢性上咽頭炎の人には必須です。首を後ろに反らした時に、首が痛かったりつまった感じがある人には、特に効果があり、ぜひ実践してほしい体操です。

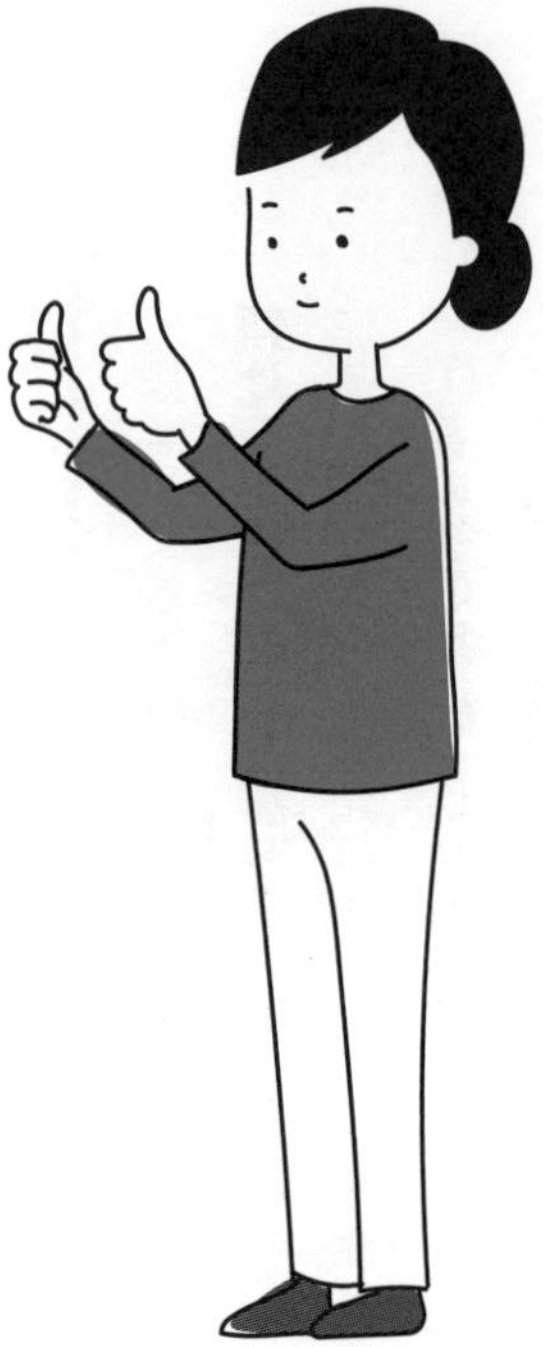

1 指を「いいね」の形にして、目線の高さに位置する。このとき、ひじは軽く曲げておく。

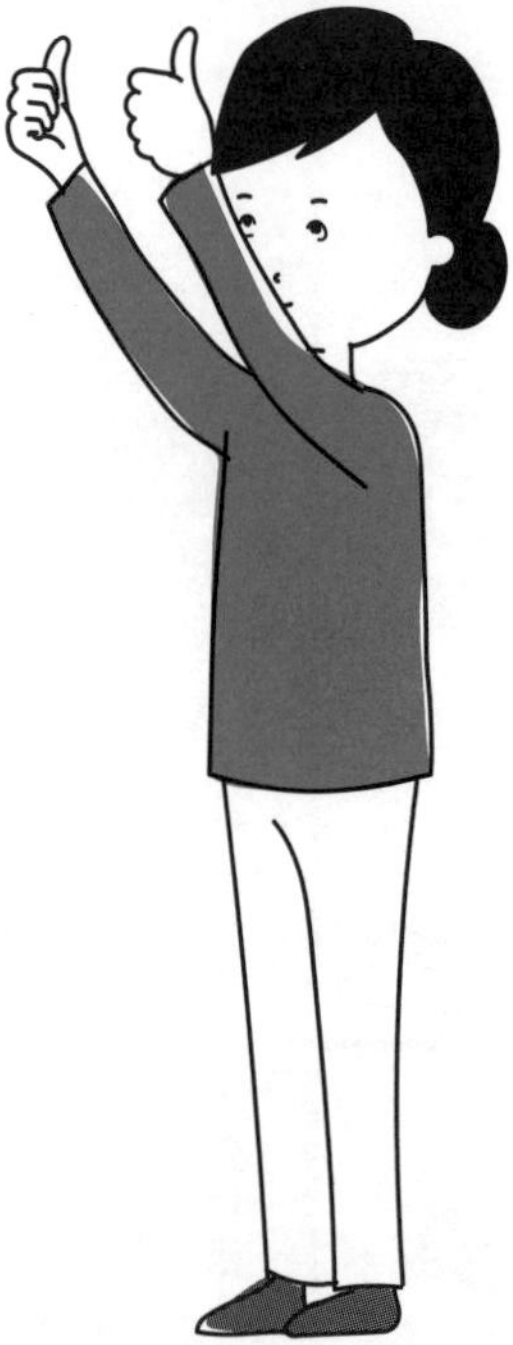

2 その状態から手を上に上げていき、まず目線だけで指を追う。

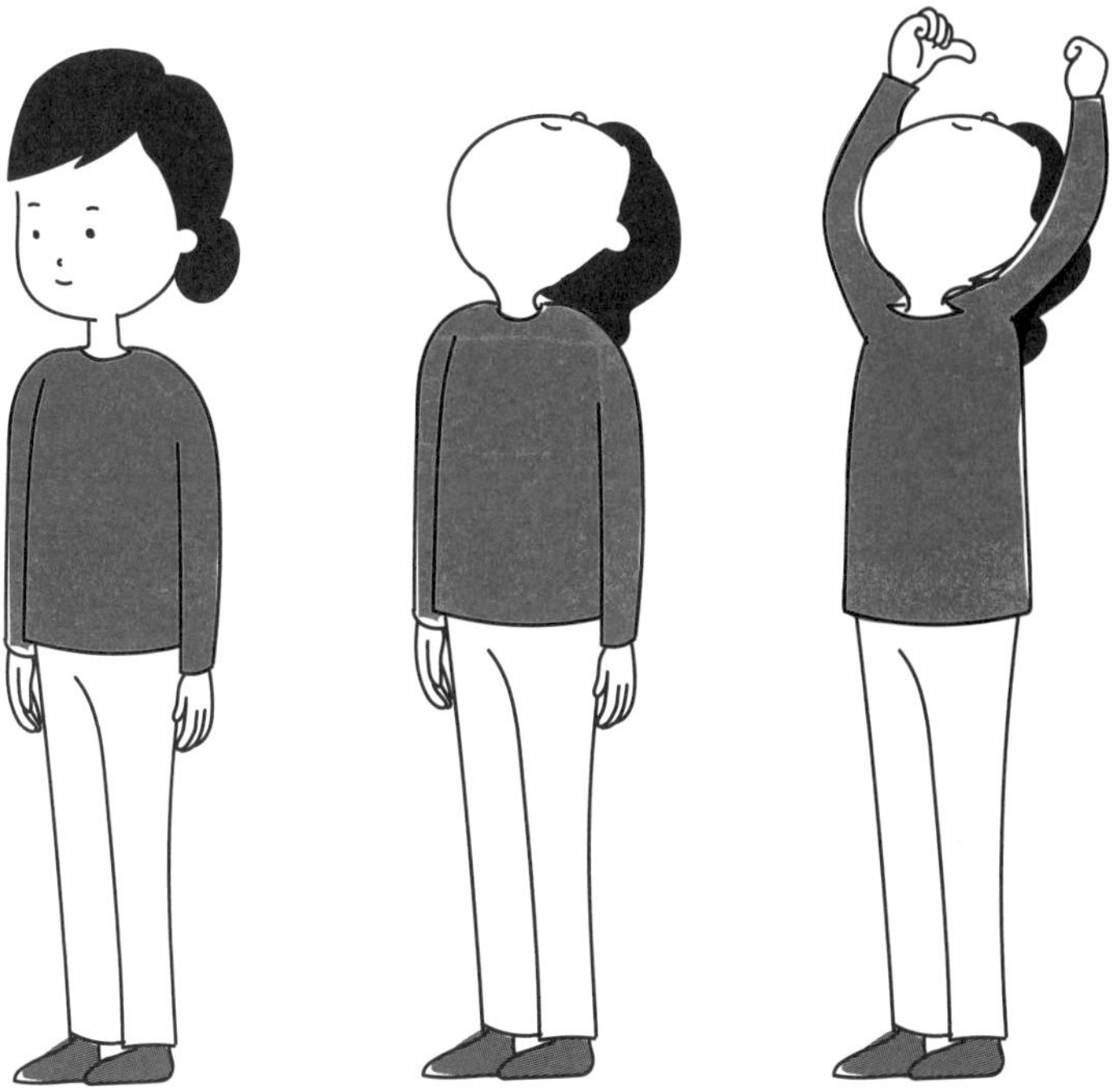

❺首を戻し、まっすぐに前を向いて、1回深呼吸をする。

❹手だけを先に戻す。

❸指を目線で追えなくなったら、はじめて首を動かして後ろまで反らす。

ポイント

この体操は、1回行うだけで首の後屈の可動域が改善します。気をつけてほしいのは、手だけを先行して動かすこと。慣れないうちは、手と首が一緒に動いてしまいがちですが、これでは効果がありません。また、全体にゆっくりとした動きを意識するのがコツです。

首の前屈に効果のある 前ならえ体操

首の後屈を行ったら、続けて前屈も行います。体操の前に、首がどのくらいまで前屈できるかをチェックしてください。

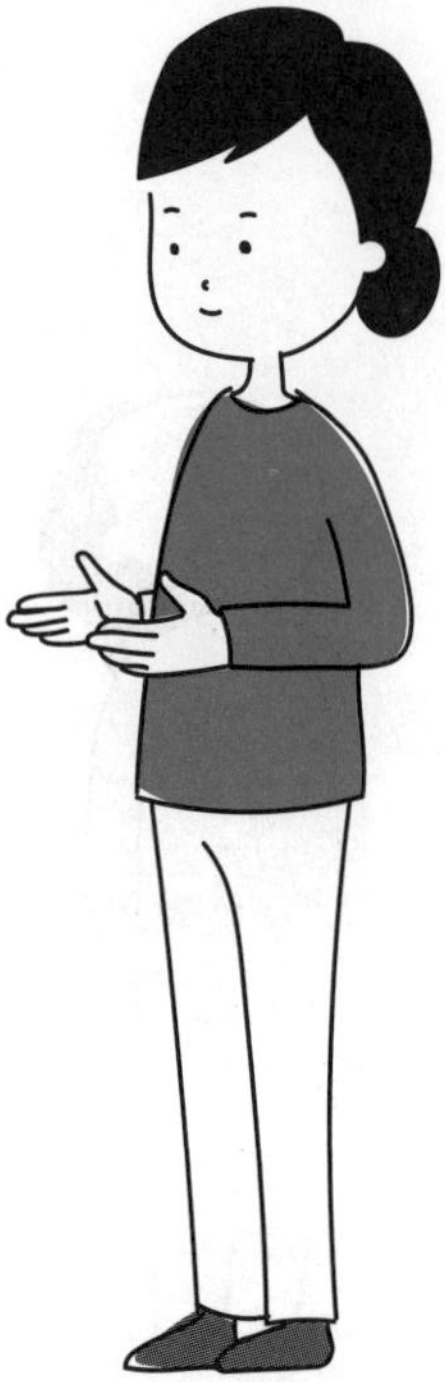

❶両手の脇をしめて、小さく前ならえをする。

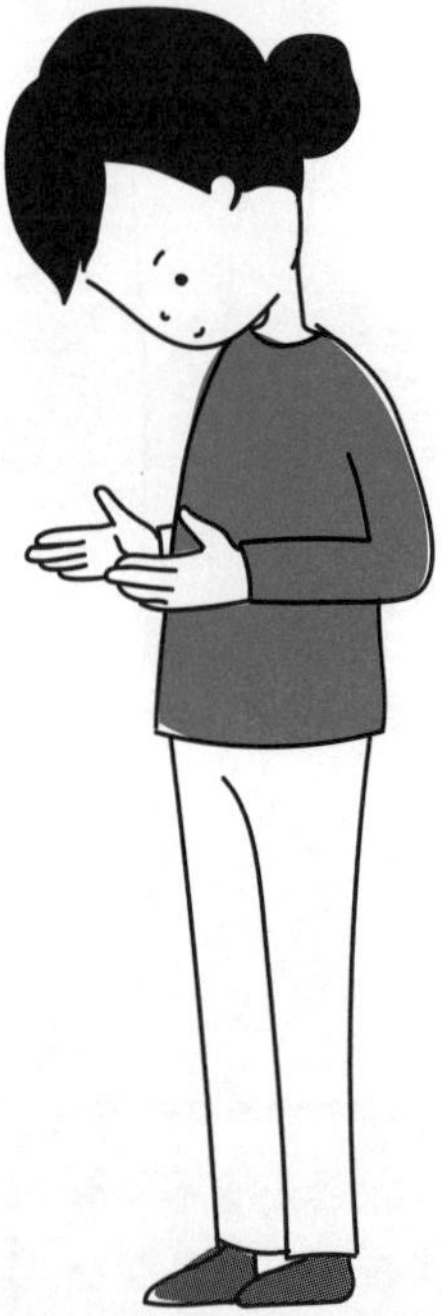

❷前ならえをした状態で、首を前に倒して3秒間キープする。

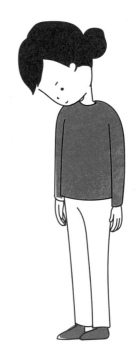

❸前ならえをした状態から手だけを下ろす。

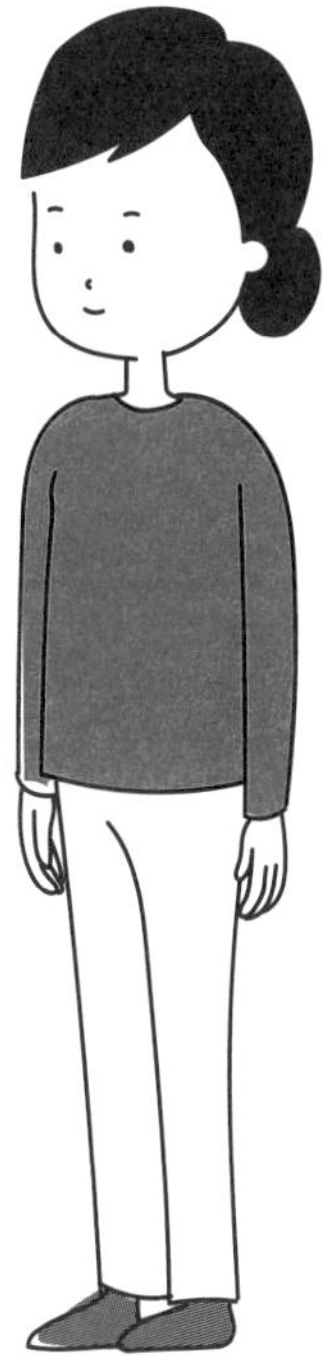

❹首を戻し、まっすぐに前を向いて、1回深呼吸をする。

ポイント

この体操も1回だけで十分です。体操後にもう一度、どのくらい前屈ができるかをチェックしてください。体操前よりも無理なく前屈ができるはずです。この体操で首の後ろの筋肉が全部ゆるんできます。

首の側屈に効果のある
おにぎりの調整

首を傾ける側屈に効果のある体操は、左右のどちらか、傾けづらい側だけを行ってください。

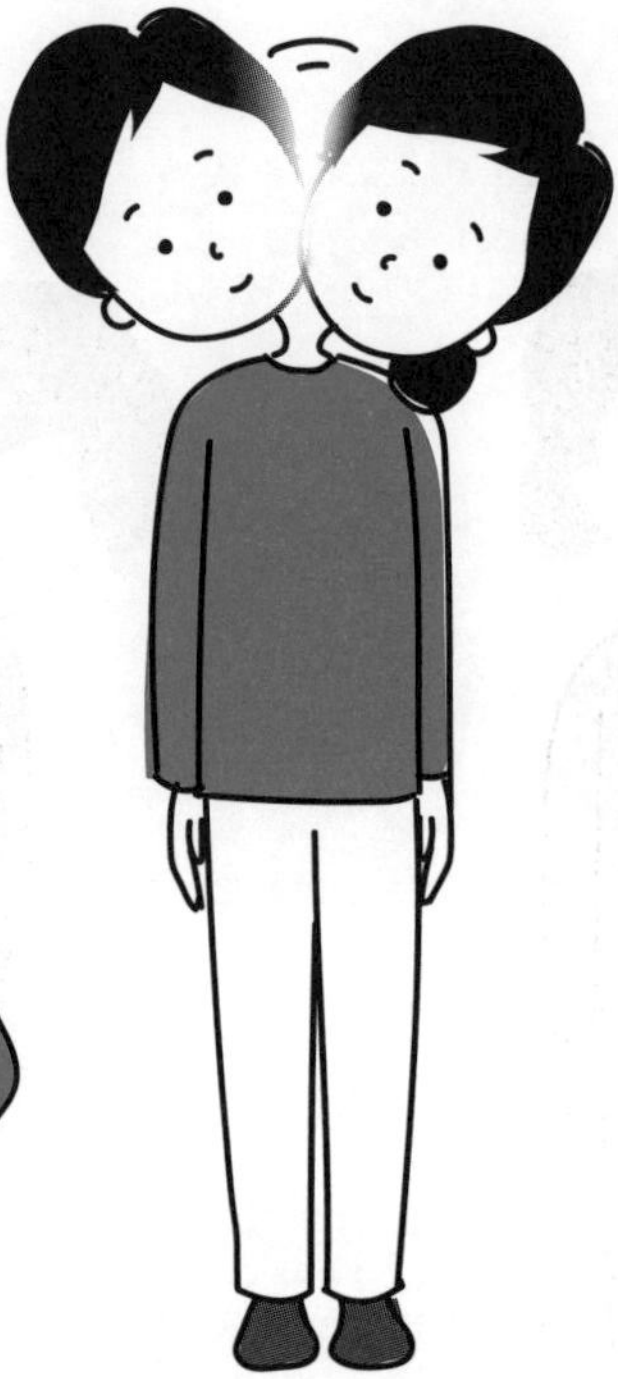

❶首を傾け、左右のどちらに傾けづらいかをチェックする。

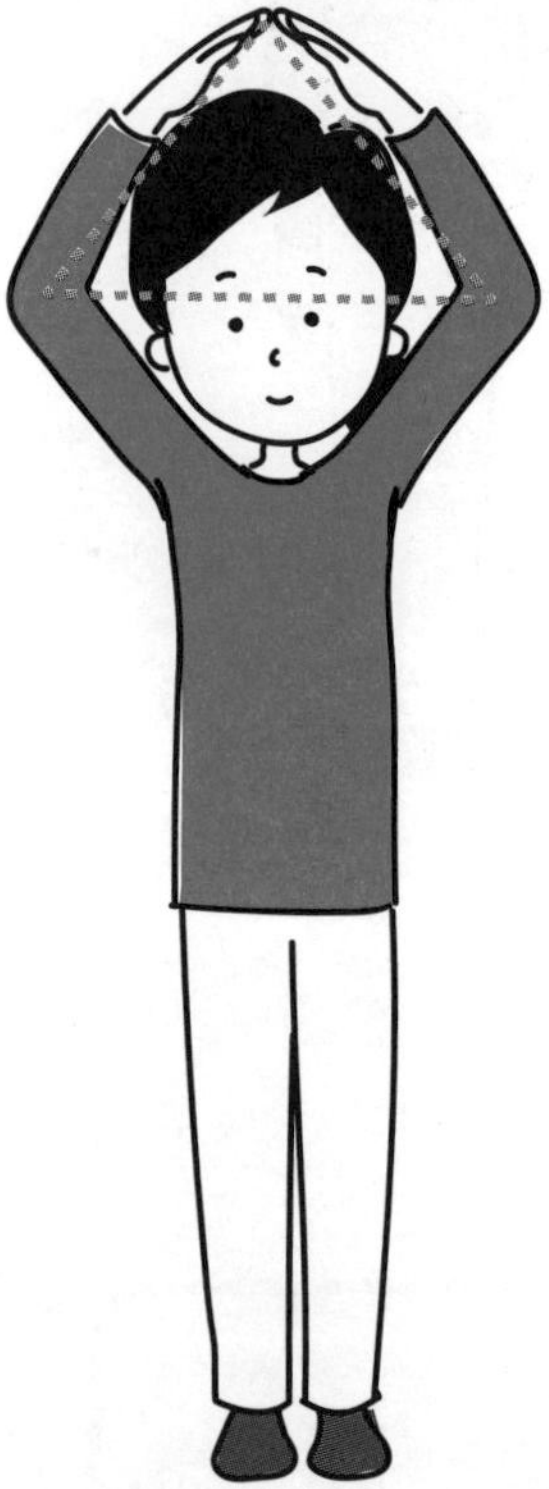

❷両腕で頭の上に三角のおにぎりを作る。

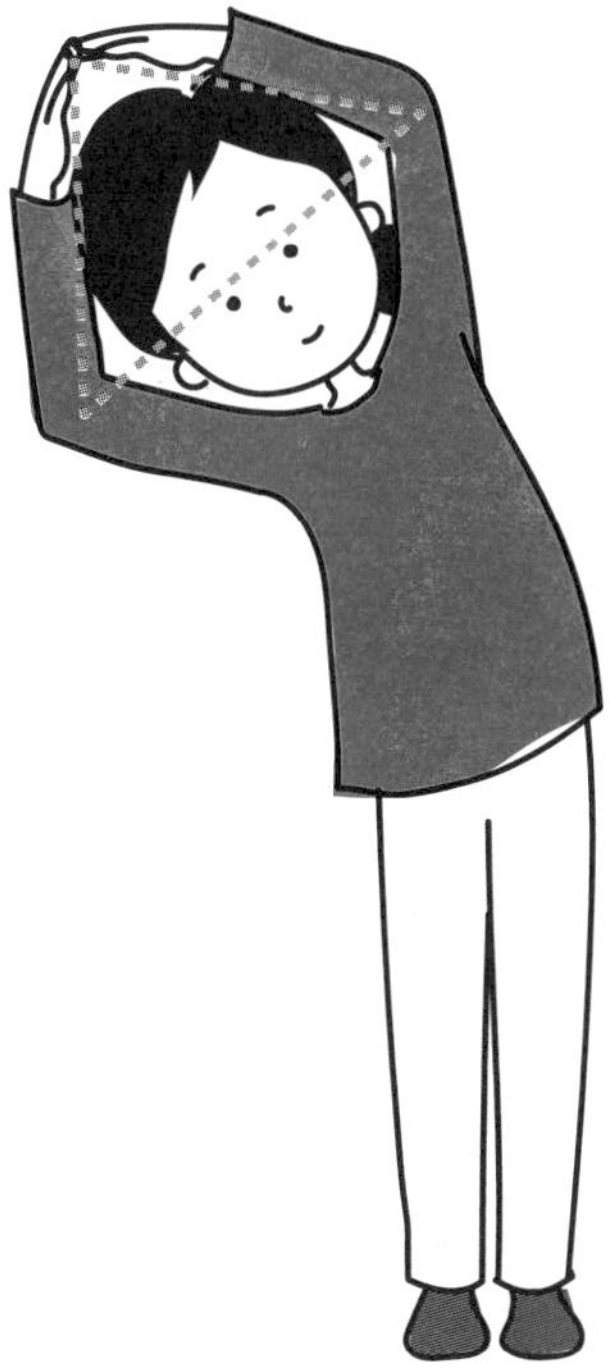

3 その体勢のまま、傾けづらい側に体を傾けて３秒キープ。

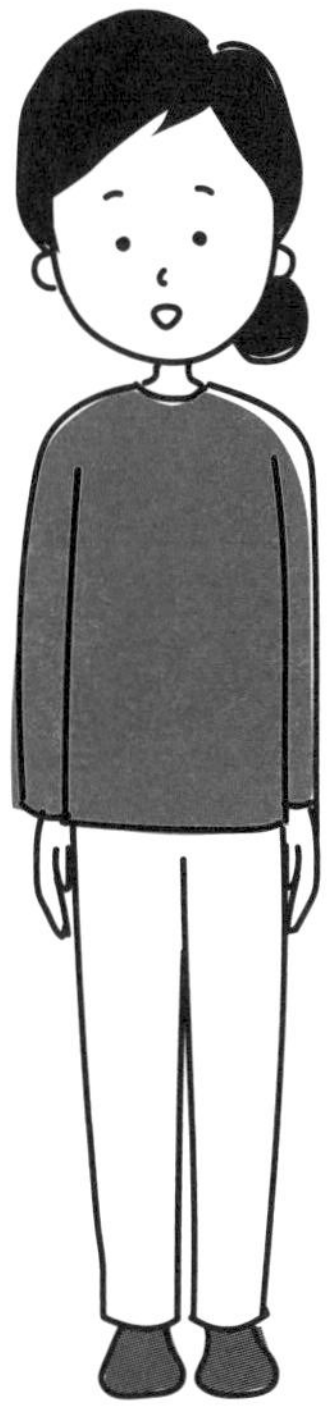

4 体を元に戻して、１回深呼吸をする。

ポイント

この体操も１回だけ行ってください。体操後に、側屈の再チェックをすると、やりづらかった側がスムーズに傾けられるようになります。

首の回旋に効果のある
幸せ法

首の回旋も、左右のどちらか、向きづらい側だけを行う体操です。毎日、同じ側が向きづらいとは限らないので、体操前にチェックしてください。

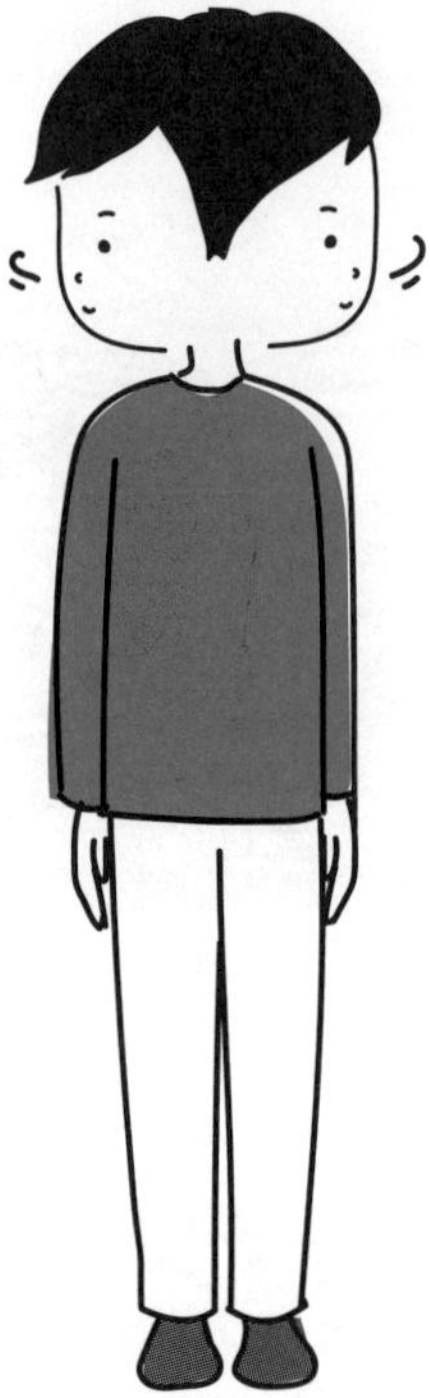

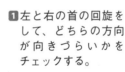

❶左と右の首の回旋をして、どちらの方向が向きづらいかをチェックする。

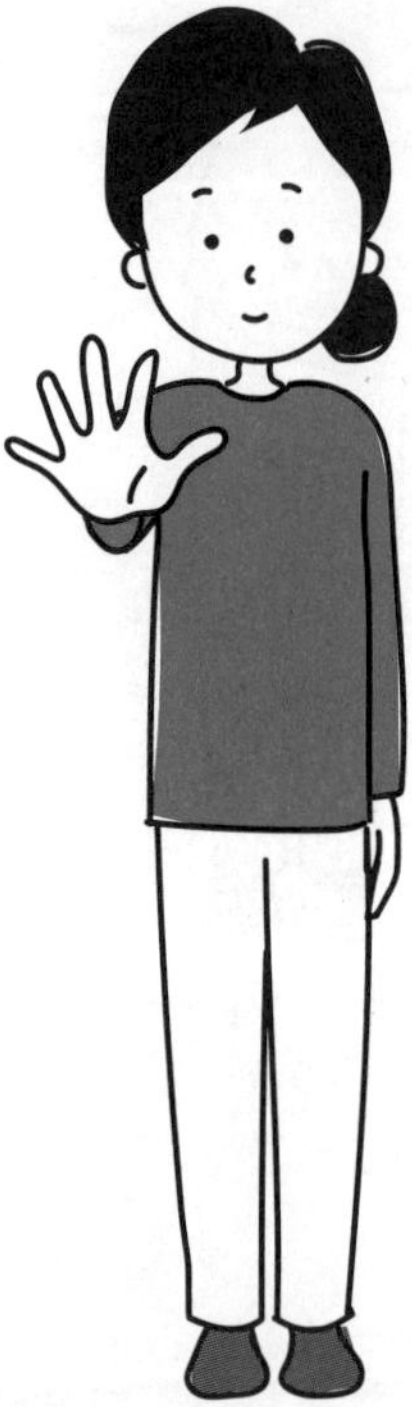

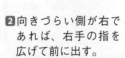

❷向きづらい側が右であれば、右手の指を広げて前に出す。

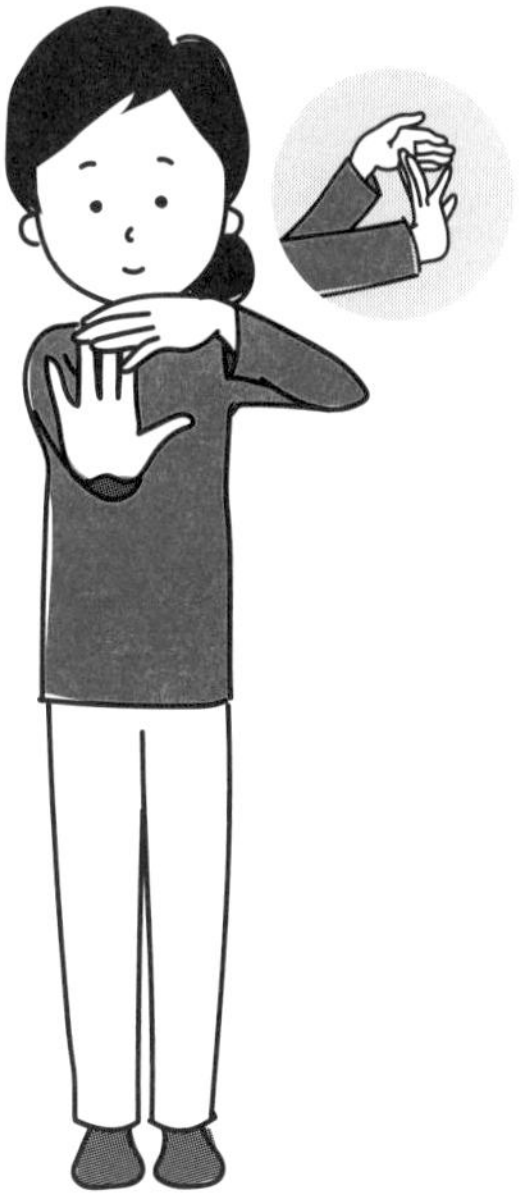

3 広げた指の真ん中の3本の指の第一関節の部分を、左手を使って手前にグッと押す。このとき、ひじは伸ばしておく。

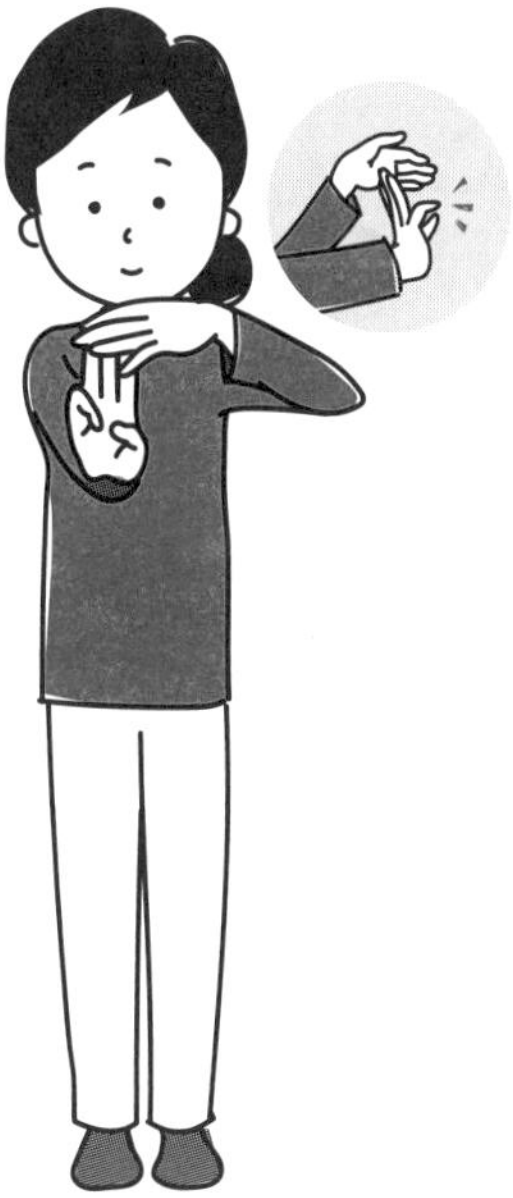

4 この状態で、右手の親指と小指をグーッと近づけ3秒間キープして、脱力。この動作を3回繰り返して深呼吸する。

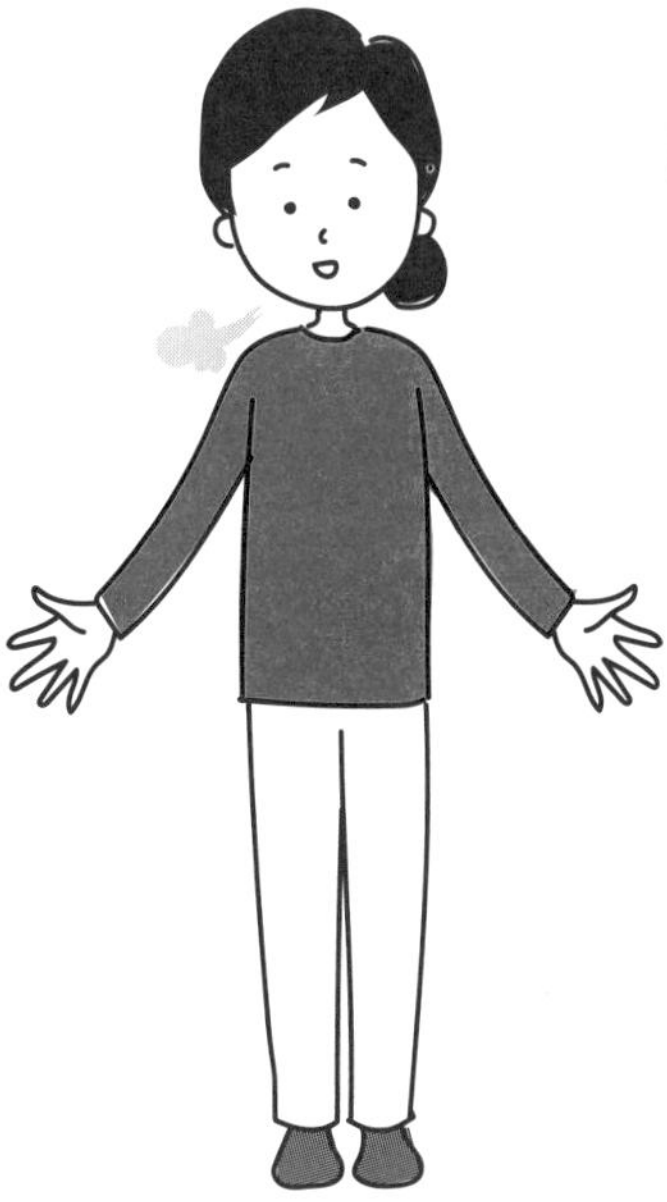

5 息を吐きながら、手を戻す。

ポイント

幸せ法は、3回を1セットにして、向きづらい側の手だけを行ってください。体操後に、もう一度回旋のチェックすると、無理なく回旋ができるようになります。

これらの４種類の基本体操は、みなさん自身も気づかなかった首こりを発見する効果もあります。**首の動きに必要なものばかりなので、必ず4種類の体操をすべてセットで行ってください**。

どれも簡単なので、全部の体操を行っても5分もかかりません。気づいたタイミングに、いつでもどこでも実践できますし、負荷の少ない体操ばかりですから、高齢者にもおすすめです。一日に何度も行う必要はありませんが、毎日の習慣にすることで、首のこりはかなり和らいでいきます。

首こりを和らげるその他の体操

慢性上咽頭炎の人は、首こりがあるせいで、上咽頭に熱がこもりやすい体質になっています。こうした体質を改善するには、首に負担をかけない姿勢を意識することも大切です。パソコン作業やデスクワークをしたり、スマートフォンを操作したり、雑誌や新聞を読んだりと、日常生活では前かがみの猫背姿勢になりがちです。背中が丸くなると首に負担がかかるので、姿勢の矯正にも意識を向けてください。猫背に心当たりのある人は猫背を正す「猫背の矯正」体操も取り入れてください。

姿勢に関連してもうひとつ注意したいのが、呼吸が浅くなるということです。パソコン作業やデスクワークの人で、意外と気づかないのが呼吸です。慢性上咽頭炎の症状では、めまいや全身のだるさ、気分の落ち込みや胃腸の不調といった症状が出ますが、これは呼吸が浅くなっているせいで自律神経が不調となり、過剰反応を起こしているからです。深く呼吸するということは自律神経の働きを調節することにもつながります。p.124からの「岳式呼吸法」をぜひ取り入れてみてください。

首こりの元を絶つ

猫背の矯正

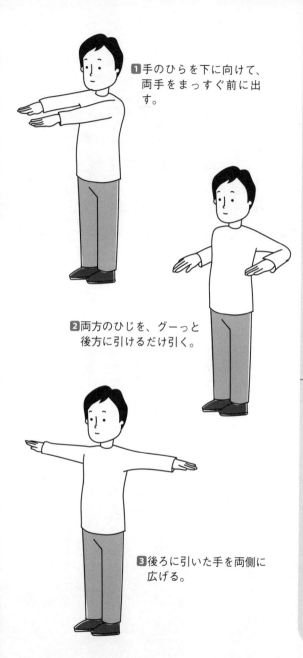

慢性上咽頭炎の人に共通した首こりを解消する上でも猫背の姿勢は避けたいものです。デスクワークや椅子に座りっぱなしのときなどは、この体操を取り入れることで胸が広がり、首のこり解消と再発予防ができます。

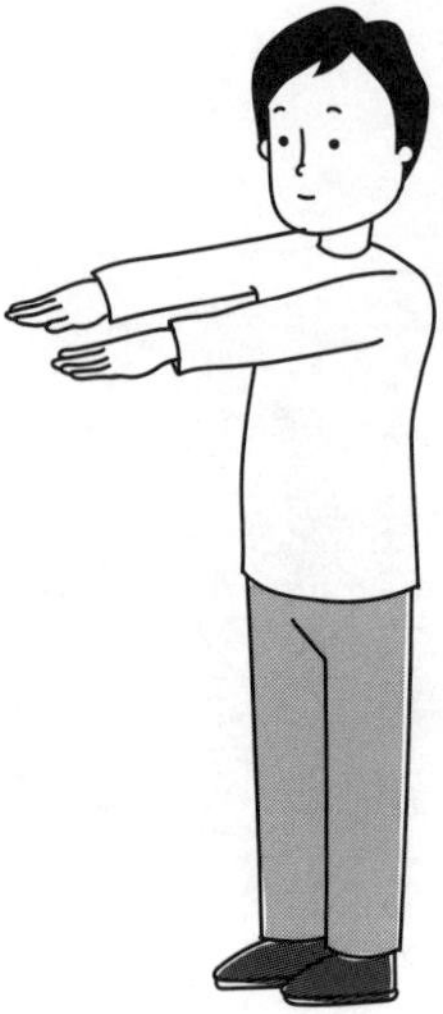

❶手のひらを下に向けて、両手をまっすぐ前に出す。

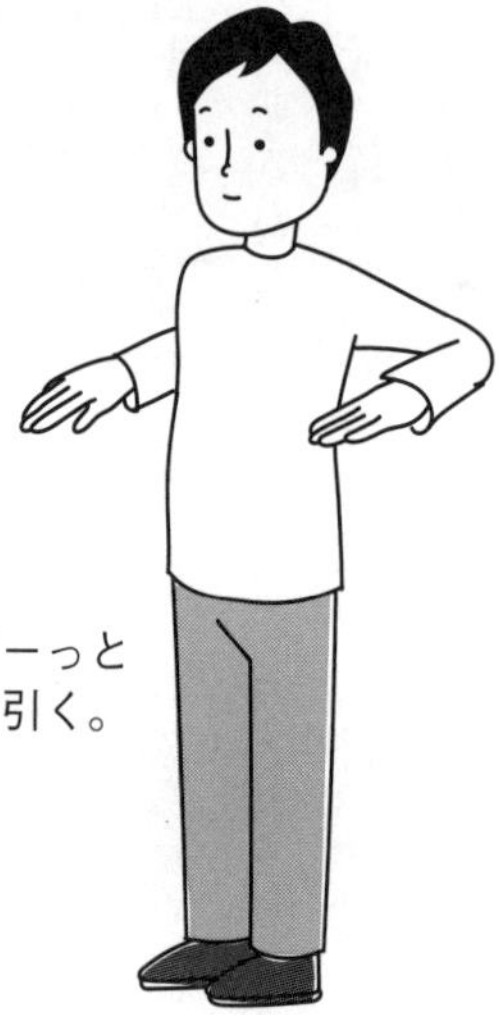

❷両方のひじを、グーっと後方に引けるだけ引く。

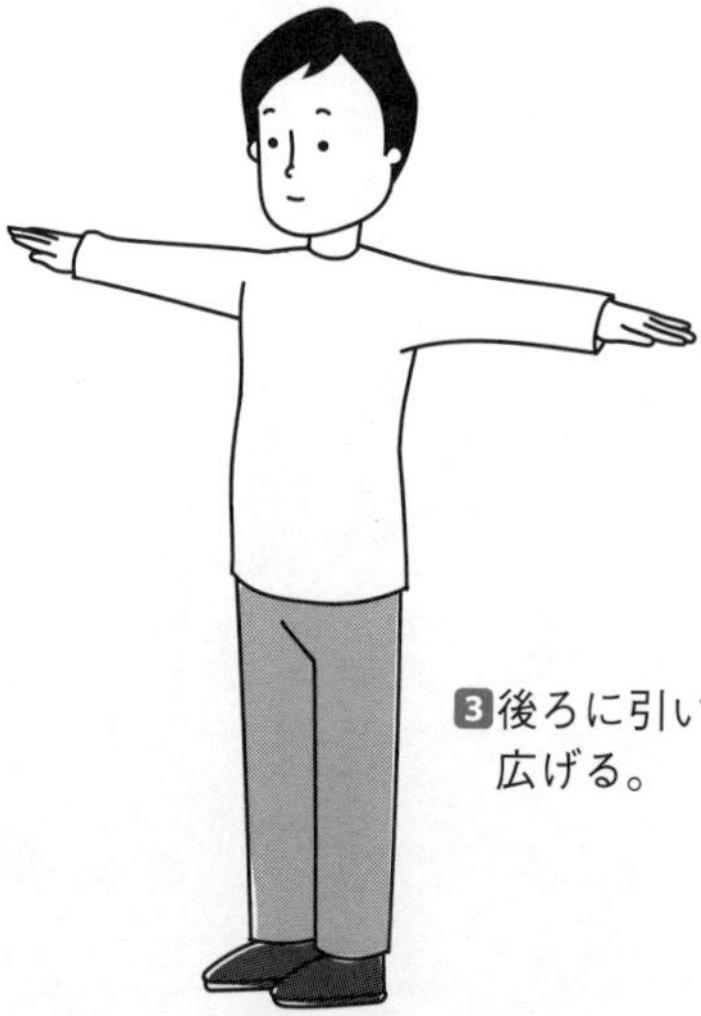

❸後ろに引いた手を両側に広げる。

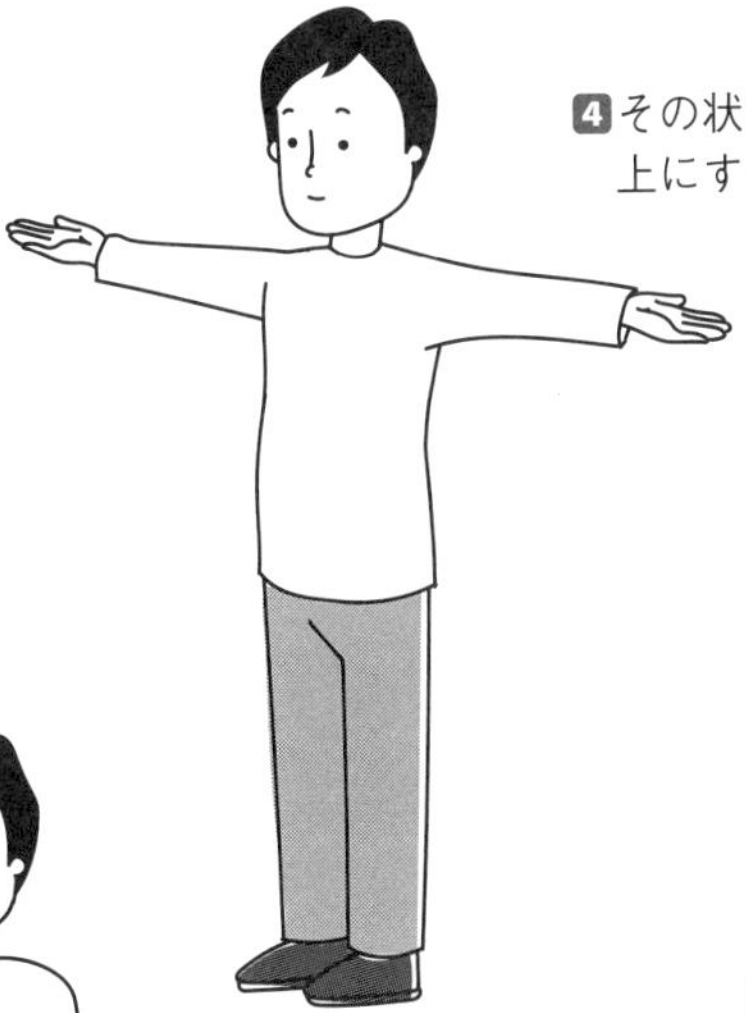

❹その状態で、手のひらを上にする。

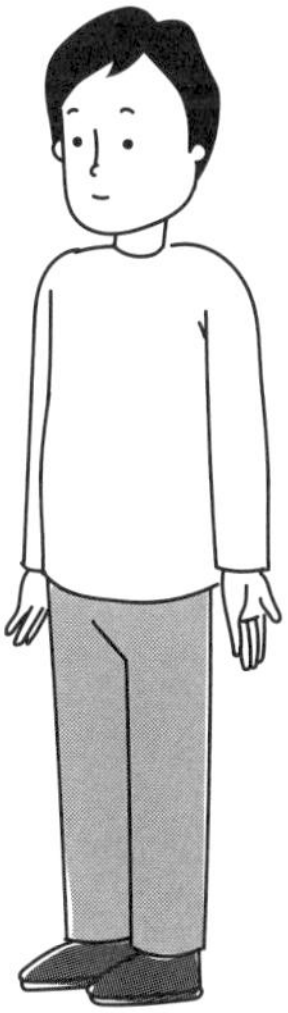

❺横に広げた手をおろして、体の横につける。

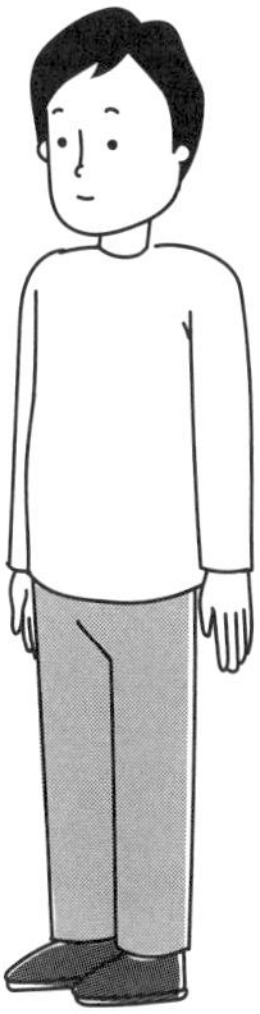

❻外側にむいている手のひらを内側に戻して、１回深呼吸する。

ポイント

この体操をすると良い姿勢を体が記憶して背筋がスッキリします。これも１回だけでOKですから、姿勢の悪さに気づいたときに実践してください。ふだんから姿勢が悪いと自覚している人は毎日行うのがおすすめです。

岳式呼吸法

深い呼吸で自律神経を整える

足を組んだり、後ろに引くようにしたり、人それぞれのクセがあるようです。こうしたクセのある人は、知らないうちに空気が吸えない状態になっています。この体操は、手の位置と足の位置を変えるだけで深く息が吸えるようになり、自律神経を整えます。

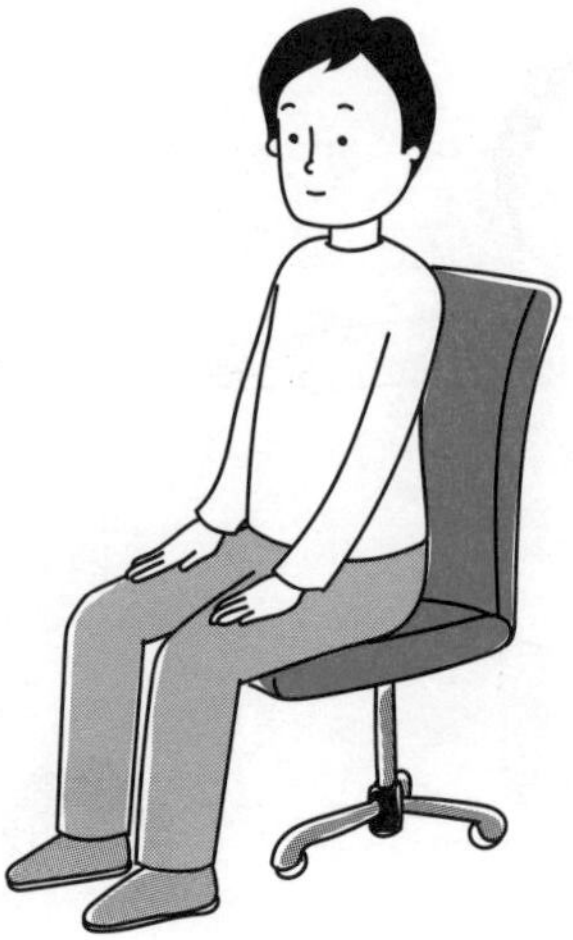

❶椅子に座って、両足のかかとと足の裏全体を床につけ、足の太ももに両手を乗せる。

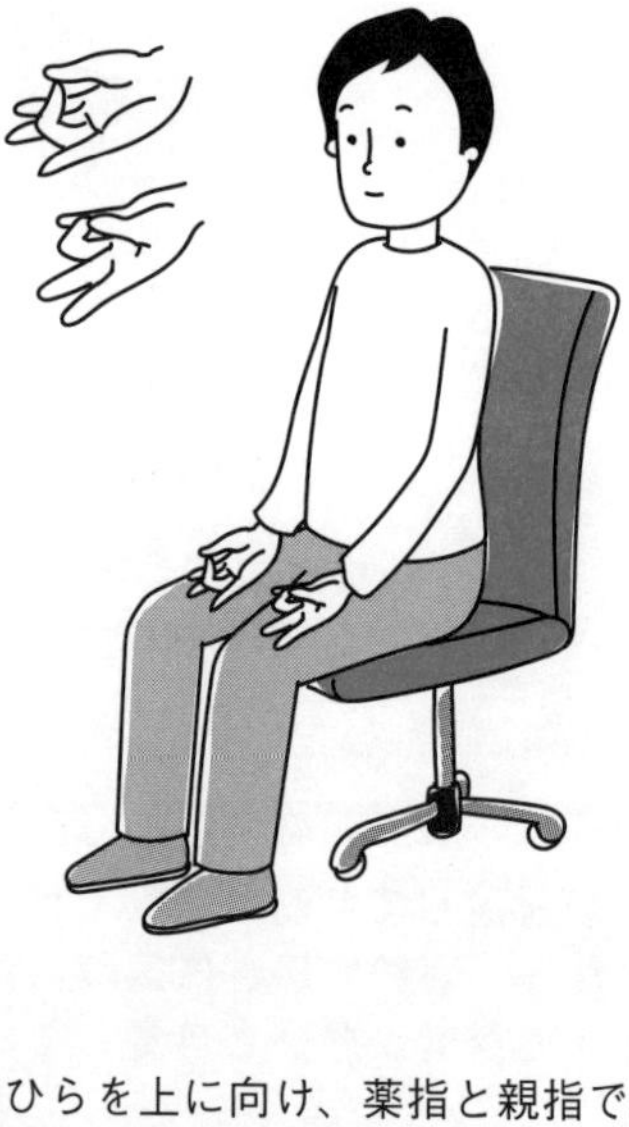

❷手のひらを上に向け、薬指と親指で軽く輪を作る。

これは NG　足を伸ばした状態

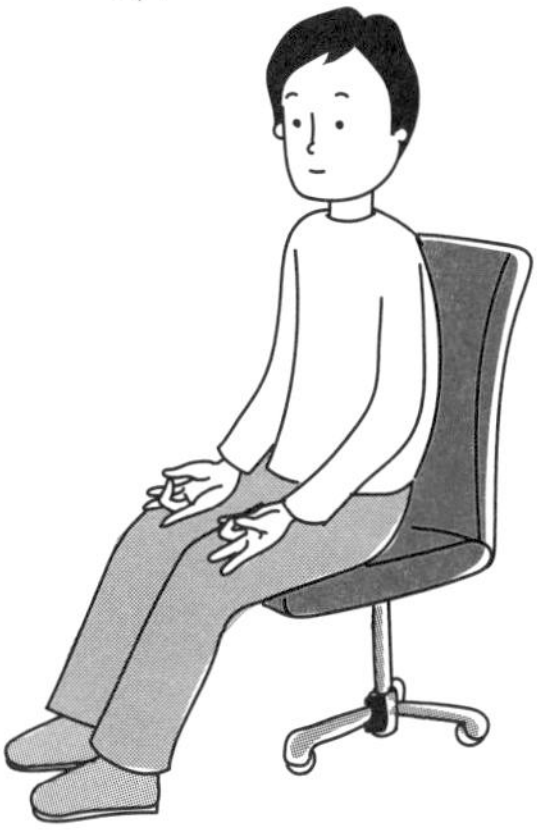

これは NG　足のかかとを上げた状態

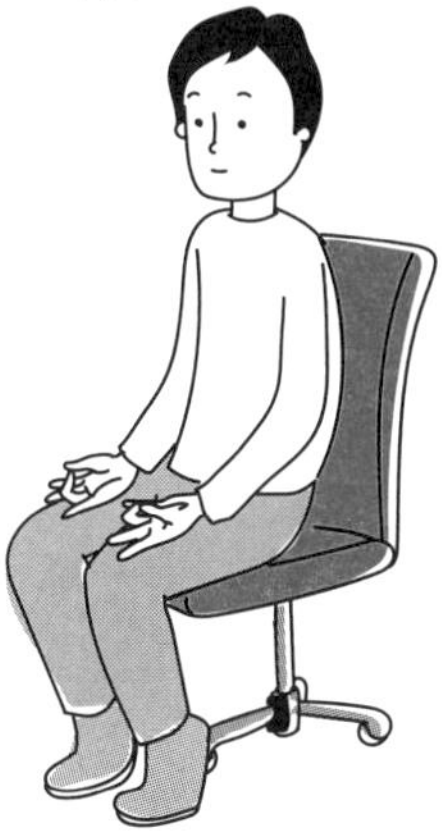

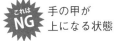

これは NG　手の甲が上になる状態

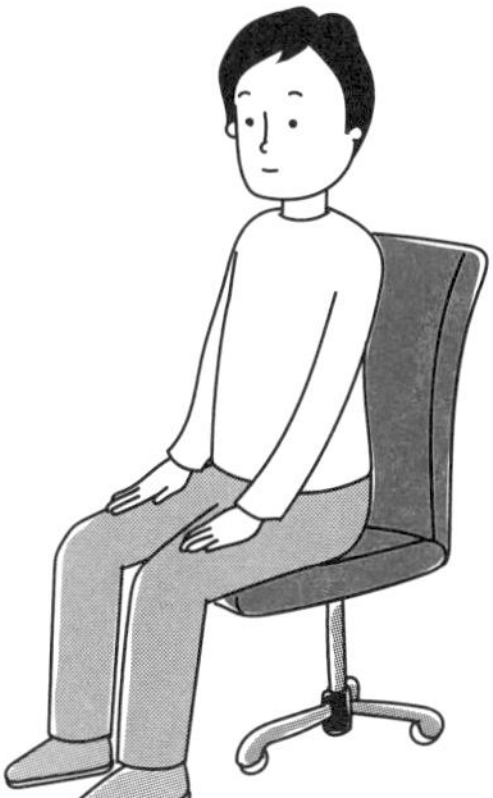

ポイント

呼吸法のＮＧ動作には、次のようなものがあります。
①足のかかとを上げる、足を伸ばした状態で、鼻から息を吸う。
②手のひらを下に向けた状態で、鼻から息を吸う。
①と②のどちらの場合にも、浅くしか息が吸えないでしょう。
岳式呼吸法のポイントは、以下の２点だけです。
・かかとを床につけること。
・手のひらを上にして、薬指と親指で輪を作ること。
デスクワークの人は、足の位置を意識するだけでも、吸える息の量が多くなります。足は揃えずに、自然に広げた状態で OK。

免疫力をアップする あごシャカ

3本の指を使って、あごの横の唾液分泌のツボをシャカシャカして唾液分泌を促す方法です。この体操も立ったまま行ってください。

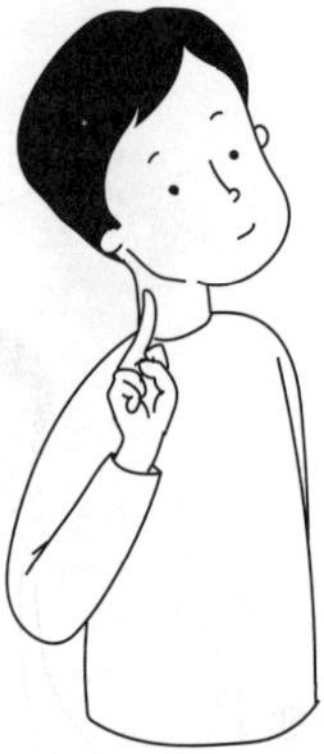

❶両手の人差し指、中指、薬指を使う。左右の中指を、左右のあごの角張っているところに当てる。人差し指と薬指は、あごに自然に添える。

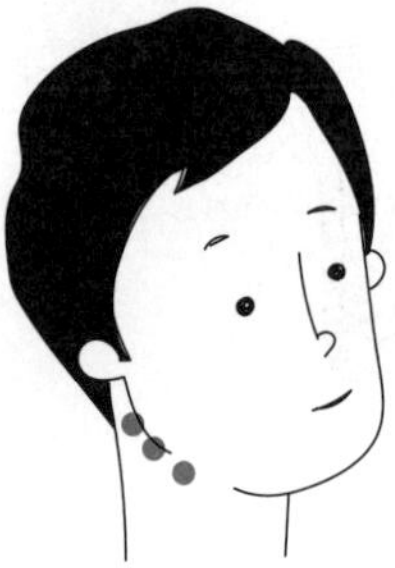

❷その状態で、指を上下にシャカシャカと動かす。15～20秒くらい行うと唾液が出てくる。

ポイント

あごシャカをすると、ジワーっと唾液が分泌されるのがわかります。唾液の量イコール免疫力といわれますから、とくに慢性上咽頭炎の症状がなくても、免疫力アップが必要な高齢者にも実践してほしい体操です。両方のあごを同時にシャカシャカしてください。

また、慢性上咽頭炎の人の訴えに多いのが、すごく口が乾くということ。さらに、風邪をひきやすいのも、共通した特徴です。いつも上咽頭に火種がある状態となっている背景には、口の中が乾いて唾液が少なくなっていることもありますから、唾液分泌を促して、唾液不足を補ってください。

ふだんから「あごシャカ」という体操で唾液分泌を促しましょう。

慢性上咽頭炎は、首こりが原因となる病気ですから、みなさん自身が実践できるセルフケアの方法はたくさんあります。

この章で紹介した、4つの首こりほぐしに必須の4つの基本体操では、体操の目的を理解して実践してもらうと、より効果が上がるでしょう。

さらに、姿勢、唾液分泌、呼吸法は、慢性上咽頭炎の原因となる首こりを作らない生活術。少しずつでも生活習慣を改善することが、再発の予防にもつながります。

第5章

首のこりを作らない生活習慣

セルフケアで、改善のスピードが速まる

ＪＳメソッドは、東洋医学の視点から慢性上咽頭炎を根治に導く治療法です。私の治療院では、慢性上咽頭の患者さんに対して、**「首のこりを取る↓熱を循環させる↓炎症を治める」**という手順で治療を進めていきます。

これまでも説明したように、私は鍼とツボを使って首のこりをゆるめていきますが、患者さんによって、改善するスピードが大きく違うのに驚くことがあります。こりは年輪のようなものであると前章でも説明しましたが、こりの年輪が浅い人ほど改善するスピードが速いことは事実ですが、それ以外にもセルフケアの取り組み方次第で、大きな差が出てきます。

ＪＳメソッドでは、**プロによるツボへの鍼治療と患者さん自身のセルフケアは、同じくらい重要であると考えています**。

セルフケアの中でも、「すでにある首のこりをほぐす」のが4章の首こりほぐしの体操です。紹介した一連の体操を習慣にすることで、首のこりは確実にほぐれ、慢性上咽頭炎の症状の緩和に役立ちます。

さらに、「首のこりを作らない生活習慣」への取り組みも、体操と並ぶ重要なセルフケアの一つ。この章では、慢性上咽頭炎を根治するために必要となる生活術を説明していきます。

首から上と下では、ケアの方法が異なる

ＪＳメソッドのセルフケアにおいて、首こりほぐし体操と両輪になるのが、首のこ

りを作らない生活習慣です。これには大きく2つのポイントがあります。
「熱を生まない工夫」と**「冷え対策」**です。ちょっと聞くと矛盾しているようにも思えますが、東洋医学から見た慢性上咽頭のしくみを思い出してもらうと納得できるのではないでしょうか。

もう一度おさらいをすると、慢性上咽頭の人の場合は、上咽頭の周辺に熱がこもっています。それは、首のこりが邪魔をして、炎症による熱が下へ降りることができずに、鼻の周囲まで戻ってしまうためです。そして、首から下は熱が循環しないので冷えが強くなります。

ですから、**「首から上については、熱を生まない工夫」**をすることが必要になり、**「首から下には、冷え対策」**を講じなくてはなりません。東洋医学はバランスの医学ですから、**「熱がこもっているところは冷やす、冷えているところは温める」のが治療の鉄則**。そもそも同じ体に、熱がこもっているところと冷えているところがあるのですから、そのギャップが大きくなるほどバランスがくずれて、治りにくくなるのは明らかです。

熱を生まない工夫の中心は、食事にあり！

では、首から上の炎症を悪化させないために、「熱を生まない工夫」から考えていきましょう。この部分で最も重要になるのは「食事」です具体的にいうと、熱を生みやすい食材やメニューをとらないこと。例えば、**油っぽいもの、甘いものは、熱を生む2大メニュー**です。慢性上咽頭の人は、こうした食事をすると、数時間から3日くらいで症状が悪化することが多数報告されています。

ただ、食事による症状の悪化は一時的なものですから、どうしても食べたい、食べなくてはならない場面では仕方ありません。でも、無頓着に熱を生む食事を続けていれば、上咽頭にはいつまでも熱がこもり、さらに追加されてしまいます。こうした生

症状を悪化させるNGな食べ物

酸化した揚げ物

ファーストフードやスーパーなどのフライや天ぷらといった揚げ物はＮＧ。何度も使っている油で揚げたり、揚げてから時間が経過したりしたものは、油が酸化しているため熱を生み、炎症を悪化させます。新鮮な油を使って家庭で作るフライや天ぷらは、揚げたてを食べるならＯＫです。しかし、できれば揚げ物より、焼いたり蒸したりという調理法のほうが安心です。揚げせんべいより、焼きせんべいを選んでください。カップラーメンは、製造過程で麺を揚げているのでＮＧメニューですが、実はノンフライ麺も同様にNG。スープにたっぷりの油が入っていますから。温かいメニューであれば、鍋料理がおすすめです。

脂の量の多い肉

患者さんの報告では、高級な焼肉屋で肉を食べると悪化するそうです。とくに霜降りなどの高級な肉がダメだというのは、脂の量が多すぎて本人の処理できるレベルを超えてしまうからでしょう。肉や魚の種類より、脂の量に注意してください。

スイーツなどの甘いもの

慢性上咽頭の症状を悪化させるのは、精製された白砂糖。黒糖やてんさい糖も白砂糖ほどではありませんが、やはり症状に少なからず影響します。ですから、砂糖類を使った洋菓子、和菓子はおすすめできません。甘いものが食べたい場合には、ハチミツをうまく利用するといいでしょう。

辛いもの、スパイスシーなもの

カレーや韓国料理を食べると、症状が悪化するという人が少なくありません。トウガラシやスパイスを使った辛い料理が悪化の要因になるようです。同じ辛い調味料でも、わさびやからしなら問題はありません。

アルコールなどの飲み物

蒸留酒か醸造酒かという区別なく、アルコール全般は要注意。ノンアルコールなら問題ありません。また、コーヒーや紅茶も、ミルクを入れるのはＯＫですが、砂糖を入れると甘くなるので注意してください。

活習慣の下地があると、鍼や体操をしても、いま一ついい結果は得られません。

そこで、臨床的に集めた患者さんからのデータ、自分の鼻センサーによるデータを総合して割り出した、炎症を悪化させるNGな食事や食材については、右ページの表にまとめましたので参考にしてください。

ここで紹介したNGな食べ物は、**慢性上咽頭炎の治るスピードを遅くする因子ということで、これらのメニューを抜けば上咽頭炎が治るわけではありません。**

東洋医学でいう熱は、どんどん上にのぼる性質がありますから、熱を生みやすい食事をすると、いつも以上に上咽頭に熱が上がって炎症が悪化してしまうということです。

上咽頭炎さえ根治すれば、これらのNGメニューも解禁です。治療の間だけ我慢してくださいね。

手首の冷えが、盲点になっている

次は、首から下の冷えについて考えてみます。東洋医学では「冷えは万病のもと」というように、冷えはこりの大きな原因にもなります。**体の中で「首」のつく部位から冷えが侵入するといわれます**から、首にはスカーフやマフラーを巻き、足首は靴下をはくことで、冷え予防に努める人も少なくないでしょう。

ところが、**案外と盲点になるのが、手首です**。手首は他の部分と違って、いつも保温できるとは限りません。仕事で大量に水を使う人、頻繁に手洗いをする必要がある人などは、手首の冷えに無防備になりがちです。もちろん、炊事や食器洗い、洗濯などの水仕事が多い主婦も然りです。

そこで、私が治療院ですすめているのが、リストバンドの着用です。水仕事や手洗いなどで、はずす必要がある場面以外は、就寝中も着用してください。リストバンドの目的は「保温」ですから、家で過ごすなら、温かい素材のものを選びたいですが、仕事でスーツを着ることが多い人は、薄手で保温性のあるタイプを。色選びにも工夫をすれば、ビジネスシーンでも、さほど違和感はないでしょう。

また、締め付けが強いタイプだと、血流が悪化したり、リストバンドの跡がかゆくなったりするので、快適と感じるものを選んでください。仕事をする必要がある日中用、睡眠を妨げない就寝用と、リストバンドを使い分けるのも一案です。こうした工夫をすることで、体の冷えはかなり改善できます。

それでも、まだ冷えが強いという場合は、もう一段ギアを上げて「加温」をする必要があります。こうした重度の冷えがある患者さんには、リストバンドに小さなポケットを作り、ミニカイロを入れて加温するアイデアをすすめています。市販品で目的通りのリストバンドがあればいいですが、ポケットの部分だけを手作りしてもいいでしょう。

そして、**金属製の腕時計をしている人も要注意**。時計の裏側の金属から冷えが伝わり、いつも手首が冷えている状態です。腕時計の素材を変えたり、服の袖やリストバンドの上から腕時計をしたりするなどの対策を講じてください。

そのセルフケアは、OK？NG？

慢性上咽頭炎の患者さんが、症状を改善するために実践しているセルフケアの方法には、私から見るとNG行為が少なくありません。実際に、臨床の場で患者さんから質問されることも多いので、そのあたりについても説明しておきます。

鼻うがい

慢性上咽頭炎のセルフケアとして鼻うがいをする人は、多いかもしれません。鼻うがいをすることは悪くないですし、生理食塩水による鼻うがいは推奨されています。でも、それ以外のものを混ぜるのはＮＧです。患者さんから聞く話では、重曹を混ぜたり、マヌカハニーを加えてみたり。「スースーしそう」「殺菌作用がありそう」など、自己判断で混ぜ物をして炎症が悪化したケースが少なくありません。

のど飴

のどがガラガラしたり、痰がからんだりすると、のど飴をなめる人も多いですが、これもＮＧです。先の食事での注意点を思い出してください。甘いものは熱を生む食材ですから、砂糖類を使用した飴は避けるべきです。

とくに、上咽頭炎で痰がへばりついていることが一番の悩みという人の場合には、のど飴をなめると唾液の粘度が上がり、余計に痰がからむことになります。これは、私自身の鼻センサーでも検証済みです。

水を飲む

のどに痰がからむために、こまめに水を飲む人が多いですが、水の飲み方によってはリスクがあります。口の中の粘膜は、唾液でコーティングされているのですが、水をこまめに飲むと、そのたびに唾液のコーティングを流してしまうことになります。殺菌作用のある唾液には、風邪予防の効果も期待できますから、毎回唾液を流してしまうと粘膜に菌が付着しやすくなります。水を飲むなら、まとめて飲むほうがいいでしょう。また、口臭が気になる人の場合にも、唾液が足りないという原因があるので、前章で紹介した「あごシャカ」（p.126）体操で、唾液不足を補ってください。

スチーム治療

慢性上咽頭炎の患者さんには、鼻にスチームを当てる人もいます。上咽頭炎は、そもそも熱の病気ですから、スチームで鼻に熱を加えてはダメなのはわかってもらえると思います。

長湯や半身浴

首の後ろにシャワーを当てると気持ちいいと感じる人は、体が冷えている証拠。だからといって、湯船に長時間はいったり、半身浴でたっぷり汗をかいたりと、熱を余計にためこむのはNG。家の風呂に1時間はいって上咽頭炎が悪化したという失敗は、私自身が経験しています。

首湯たんぽ

首の後ろを温める場合には、温めるポイントがあるので注意してください。美容院

▼首湯たんぽの温めゾーンはココ！

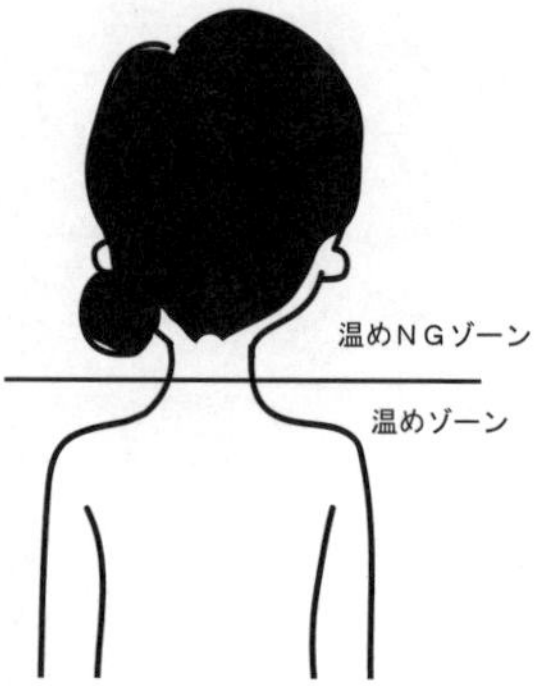

で後ろ首に蒸しタオルを当ててくれると気持ちがいいように、筋肉のこりをほぐすのはＯＫですが、熱をこもらせないことが肝心です。

つまり、生え際やうなじなどの首の上部を温めるのは、頭や鼻に熱をこもらせるＮＧケア。温めるべきなのは、首と肩の接続部分です。首と肩になるべく温度のギャップを作らないことが、熱を循環させるコツです。

首と手首は、経絡でつながっている

実は、首の根本には「肩中兪《けんちゅうゆ》」というツボがあり、手首にある「養老《ようろう》」というツボと、小腸経《しょうちょうけい》という経絡でつながっています。ですから、首の根本部分が冷えている人

▼冷えに効く２大ツボ

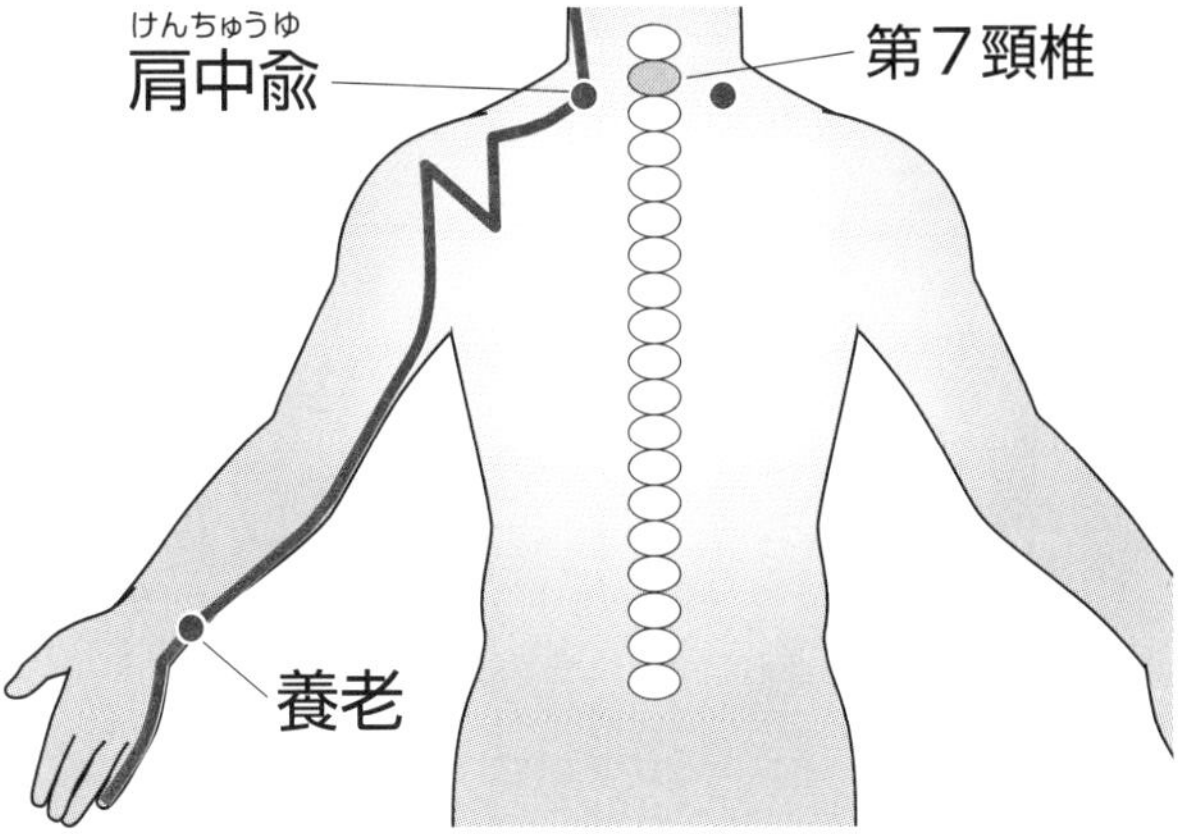

は、手首も冷えています。後ろ首の根本を温めたり、リストバンドをしたりと、どちらからも温めることで、熱をうまく循環させることができます。

このように、世間でいいといわれているセルフケアを実践していても、症状改善のスピードに大きな差が出るというのは、慢性上咽頭のしくみをわかって、道理にかなったケアができているかどうかによります。漫然と首を温めても、首の上部であれば熱をこもらせるだけですから、症状は悪化するばかり。

「なぜそこを温めるといいのか、なぜそこ

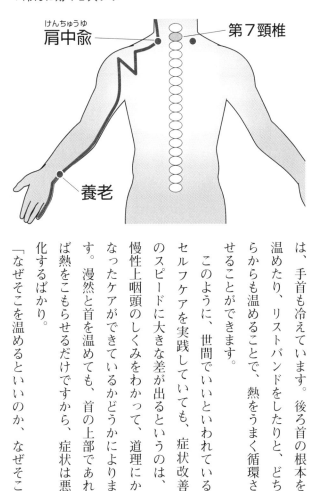

を温めてはいけないのか」を、しっかり考えてセルフケアをしてください。ちゃんと道理にかなったケアができていれば、慢性上咽頭炎根治の近道になります。

首のこりの改善には、枕選びも肝心

首のこりを考えたとき、枕選びも関心の高いテーマです。慢性上咽頭炎では、いびきの症状もありますが、この背景となっている枕の問題は軽視できません。

「枕の専門外来で相談をして、自分の首の形状に合わせてオーダーして、1年待ちでやっと手に入れた高価な枕なのに、なぜか合わない」。こんなことが、患者さんとの話題になることもたびたびです。

枕の専門外来が定義している、いい枕の条件とは、**「寝返りがうちやすいこと」**「材

質が硬くて平らであること」の２点。子どもは寝返りをたくさん打つことで体の疲労をとっているというように、たくさん寝返りができることは、いい睡眠の条件です。寝相のいい人は、逆に睡眠が悪いということになりますね。

こう考えると、フカフカな柔らかい材質では、頭が沈んでしまうので寝返りがうちにくくなります。平らなほうがコロコロとたくさん寝返りができるわけです。

この２点は大事な要素ですが、実は足りない要素があります。

それは「**呼吸の深さ**」。

寝ている間も呼吸をしているので、呼吸が浅いと疲れてしまいます。ですから、深い呼吸ができる高さの枕でないとダメなわけです。

寝具専門店の枕を、多くの人が合わないと感じるのは、呼吸という視点を忘れているから。寝具専門店は寝具のプロですが、人の体のプロではないので、体に合った枕を選べないという盲点があるのではないでしょうか。

呼吸のできる枕は、手作りするしかない

そこで、私が考える枕の定義としては、「**硬くて平らであること**」が、第一条件です。中身はソバ殻やパイプでいいでしょう。寝ても形がくずれないように、中身はパンパンにはいっているものが理想です。

残念ながら、そうした条件で、自分の頭や首にフィットする枕は、なかなかないので、私はタオルやタオルケットを利用して、自分で専用の枕を作っています。

理想の枕作りは左記のようになかなか根気のいる作業ですが、深い呼吸ができる高さを見つけるのがポイントです。呼吸の基本は、鼻から吸って口から吐くこと。一番深く息を吸える高さを探すために、必ず寝た状態でチェックをしてください。

深い呼吸ができる枕の作り方

まず、枕の高さですが、これは人によって違うので基準を設けることができません。高さが1㎜違っても（タオル1枚分相当）呼吸が違ってくるので、まずは自分に合う高さを見つけることがカギとなります。そこで、次の方法を試してください。

❶一番高い枕を作って、呼吸をしてみる
（呼吸が浅いと感じるはず）。

❷枕をなしにして、呼吸をしてみる
（また、呼吸が浅いと感じるはず）。

❶と❷の間で、5㎜単位で刻んで、呼吸を感じていく。
厚みが3～4㎝まで増やしていく間の、どのあたりが最も深い呼吸をしやすいか、実際に試して調整してください。

また、枕の幅については、長いほうがいいでしょう。最低でも肩幅くらいはほしいですから、肩幅プラス30㎝が目安となります。そうなると70㎝くらいは必要になるので、タオルでは難しいかもしれません。

そこで、私はタオルケットを利用しています。タオルで自分に合う高さを見つけたら、その高さを目安にタオルケットで調整すればいいでしょう。

みなさんも自分の呼吸の深さを手がかりにして、理想の枕を作ってみてください。

第6章

JSメソッドで「慢性上咽頭炎」を克服できた！

この章では、ＪＳメソッドによって慢性上咽頭炎を克服した患者さんたちの症例を紹介します。どの患者さんも、一筋縄ではいかない症状に何年も苦しめられたり、効果が頭打ちになったＢスポット療法を延々と続けたりと、出口の見えない症状や治療に翻弄されてきた人ばかりです。

慢性上咽頭炎は、確かに難敵ではあるのですが、尻尾を捕まえて正しく対処すれば、根治が期待できる病気です。プロの鍼灸師によるツボ治療だけでなく、患者さん自身のセルフケアも症状を改善するカギとなりますから、ぜひこうした症例を参考にしてください。

症例

極度の寒気と倦怠感は、治り切らない上咽頭炎のサイン

30代・男性会社員

5年前に風邪を繰り返して以来、頭痛、微熱、病的なだるさ、のど痛、声がれ、寒気、慢性的な疲労に悩まされたCさんは、まだ30代の男性です。症状の悪化から仕事を続けることができなくなり、退職を余儀なくされました。

不調の原因を求めて複数の耳鼻科を受診し、ある病院で慢性上咽頭炎と診断されてからは、Bスポット療法を週に4回のペースで受けていたといいます。治療の効果もあって、不調は少しずつ軽快し、全身のだるさで動けなかった状態から、週に数回のアルバイトができるまでになりました。

ところが、治療を2年半続けた頃から、効果が感じられなくなってしまったのです。「最悪だった頃の症状を10とすれば、2年半で4くらいまで軽くなりまし

た。でも、それ以上は何度治療を受けても4の状態から改善が感じられなくなって……」。

Cさんが、私の治療院で施術を受けるようになったのは、ちょうどそのタイミング。Bスポット療法に疑問が生じ、別の治療法を求めて相談にみえたのです。

初回のCさんは、真夏なのにジャケットと長袖シャツという服装で、さらにカイロを当てているほどの極度の寒がりでした。カイロの当てすぎで低温やけどが日常化して、皮膚は黒く変色していました。

他にも、常に37度台の微熱があり、趣味で楽しんでいる歌も声がかれてしまうことが悩みのタネでした。Cさんの場合は、慢性上咽頭炎の残りの4割が、こうした症状として残っていたのです。

JSメソッドによる鍼治療は、週1回のペースで行われます。3回目の施術の頃には、Cさんの寒気と疲労感が消えて、どんどん快方に向かっていました。結果として、3カ月ですべての症状を消すことができました。

鍼治療と並行して、Ｃさんには、首こりほぐしの基本体操を日課にしてもらい、手首の冷えをとるためのリストバンドの着用と熱を生まないように食事に気をつけることの2点を心がけてもらいました。Ｃさんのように強い寒気がある場合には、手首を温めることで、冷えとだるさはすぐに改善していきます。さらに手首にお灸をして、保温だけでなく熱を追加する施術も何度か行いました。

「Ｂスポット療法は、継続したほうがいいですか」という質問に対しては、Ｃさんの場合には、これまでの経緯でＢスポット療法をやり尽くしていて、10の症状が4までになった時点で、それ以上の効果は望めないと、私の判断を伝えました。Ｃさん自身も同じように感じていたため、Ｂスポット療法はこの時点で終了しました。

ＪＳメソッドによる治療が進むほどに、Ｃさんの表情はどんどん明るくなり、寒気がなくなったので服装も薄着になっていきました。声も思うように出るようになり、趣味の歌も好調なようです。「冷えているところは温めて、熱が出ているところは冷やす」。これが東洋医学の治療の鉄則です。治療のしくみを理解して、自分でもセルフケアに取り組めば、ツボへの鍼治療との相乗効果で回復スピードがどんどん速くなっていきます。

症例

ガン手術の不安より、慢性上咽頭炎の寒気がつらかった

60代・女性美容師

「異常な寒気、病的なだるさ、ヒリヒリするのど痛が、いつも抜けなくて…」と相談にきたのは、美容師をする60代の女性のDさんでした。

私の治療院に相談にきたのは、夏の終わりでしたが、発熱作用のある下着の上に長袖を着て、背中にはたくさんのカイロを貼っていました。

Ｄさんの不調の筆頭は、異常な寒気とだるさ。37度台の微熱が続き、「横になったら起き上がれないほどの異常なだるさに、寒気が追い討ちをかけているよう」といいます。１年半前に風邪をひいてから、短期間に何度も風邪を繰り返し、現在のような不調に悩まされるようになったそうです。

当初は普通の風邪と思っていたので、内科や耳鼻科を数ヵ所もまわったものの、結果は異常なし。原因不明の不調について、本人が必死にインターネットで探して、慢性上咽頭炎にたどり着きました。その延長で、Ｂスポット療法も知りましたが、「激痛！」「治らない！」などと評判が芳しくないので、どうしても治療を受ける勇気がなかったそうです。そして、別の治療法を調べて、ＪＳメソッドを知ったということでした。

Ｄさんの治療のポイントになったのは、やはり手首の冷えです。美容院の仕事は、エアコンの効いた店内で、いつも水仕事をしますから冷えは避けられません。本人も長袖の服を着たり、カイロを貼ったりして冷え対策に努めていたようですが、「手首の冷えは盲点！」。

そこで、JSメソッドのセルフケアの方法を教えて、首こりほぐしの4つの基本体操と手首を温めるためにリストバンドを着用してもらうことにしました。Dさんの場合は、食事面では優等生だったので、主には体操とリストバンドによる対策です。

Dさんの経緯は、1回の施術で体のだるさが半分くらいになり、のど痛がヒリヒリから鈍痛に。基礎体温も37度から36度台にまで下がって微熱もとれました。そして、2回目の施術で、体のだるさと寒気が、ほとんどなくなったのです。

実は、そこで施術を中断しました。それというのも、Dさんには乳ガンの手術の予定があったからです。でも、本人は極めてポジティブでした。

「ガンは手術をすればいいですし、薬もあって治療法も確立されていますから、さほど不安はありませんでした。つらい症状の出口が見えなかった上咽頭炎のほうが、よほどキツかったですよ」。

その後、手術も終えて慢性上咽頭炎の治療を再開したときにも、だるさや寒気といった症状はありませんでした。最後まで残る症状は人それぞれですが、Dさんには、のどの痰のへばりつきがありました。痛みが消えても、痰の粘りつきだけ残る人は少なくありません。でも、その症状さえとれればゴールですから、あともうひと息。

このように、Dさんの症状が短期間で改善した要因は、仕事でシャンプーをしたり、水を使ったりする以外には、寝ている間もリストバンドを着用していたからでしょう。寒気がとれると体のだるさもなくなります。水を使う美容院の仕事でも、適切な冷え対策ができれば、これからはセルフケア中心で十分にコントロールできるはずです。

症例

Bスポット療法中毒と気づいても、不安で治療をやめられない…

40代・女性会社員

現在、慢性上咽頭炎の唯一の治療は、Bスポット療法だと考えられています。確かに一定の効果はありますが、症状が安定してくると効果が上がらないと感じている人も多いかもしれません。それでもほかに治療の選択肢がなければ、治療をやめる決心がつかずに、無為に続けてしまうようです。

40代のEさんは、慢性上咽頭炎にとりつかれたような女性でした。鼻とのどの境目にあたる上あごの奥に、腫れたような痛みを感じたのは6年前のこと。複数の病院を受診しても、アレルギー性鼻炎か異常なしと診断され、処方されたステロイド薬や抗生薬も服用しましたが、まったく症状は改善しなかったといいます。そこで、毎日のようにインターネットで調べたそうですが、慢性上咽頭炎にたどり着くまでに、丸1年かかりました。その後、慢性上咽頭炎が診断できる病院を受診して、自分の判断に間違いなかったことを確認したのです。

Eさんが B スポット療法を開始したのは5年前のこと。最初は治療がよく効いて、のどの痛みなどが少しずつ改善していきました。でも、ある時期を過ぎると以前ほどの効果がありません。Eさんの場合には、治療直後はスッキリしても、数時間すると元の状態に戻ってしまうのです。一時的なスッキリ感だとはわかっていても、それを得るために連日のように治療に通う生活が、どんどん加速していきました。

そもそも B スポット療法は、炎症部分をゴシゴシと引っ掻くような治療法です。かなりの激痛をともないますから、一般的には週1回のペースで治療を続けます。Eさんは、そんな荒療治を1週間に6回から7回も受けていたというのですから、明らかにやり過ぎです。

さすがに節度のある病院では、そんなに頻繁に治療をしてくれませんから、B

スポット療法を受けられる病院を複数キープして、病院を転々として治療を受けました。一日に複数の病院をハシゴしたこともあり、退社後や休日のスケジュールも治療を受けるために費やしていたほどです。病院が一斉に休診になる年末年始や長期連休には、治療が受けられない不安から恐怖すら感じたといいます。

連日Bスポット療法を受けに行く一方で、慢性上咽頭炎をキーワードにネット検索をするのが日課となっていたEさんの5年間。頭の中を慢性上咽頭炎に支配されていたその期間も、普通の状態ではないとわかっていましたが、自分ではどうすることもできなかったのです。そんなときに、ネット検索でヒットしたのが、新たな慢性上咽頭炎の治療法であるJSメソッドでした。

初回にEさんの問診をした際に、Bスポット療法への強い依存性を感じたので、まずBスポット療法をやめるようにアドバイスをしました。そうはいっても、EさんのBスポット療法への依存度は、メンタル的なケアを必要とするレベルでしょう。

そこで、ＪＳメソッドのしくみを説明して、１回目の施術をしたところ、Ｅさんの症状は劇的に改善しました。首こりほぐしのツボ治療には、まったく痛みがありませんし、この5年間で味わったことのないほどのスッキリ感を得られたそうです。しかも、翌週の診察日まで、スッキリ感が続いたのです。

この施術をきっかけに、ＥさんはＢスポット療法の呪縛から解放されました。施術を受けるたびに症状が改善し、体調がよくなることで、頭の中の霧が晴れたようになっていきました。その後、Ｂスポット療法には一度も行っていません。

慢性上咽頭炎による出口の見えない不調は、人の生活やメンタルをも支配することがあります。治療に伴う激痛すら、不調の出口へと導いてくれる救いだと考えてしまうのです。

「ＪＳメソッドに出合えて本当によかった」。Ｅさんは、私にそう話してくれます。

症例

発声の難病と診断されたが、JSメソッドで俳優に復活できた

30代・男性俳優

「声帯溝症《せいたいみぞしょう》」という症状を知っていますか。声帯が溝のようになってうまく閉じなくなり、声がかすれたり、ガラガラ声になったり、声が出なくなったりします。発声の障害ですから、会話が困難になるのはもちろん、さらに進行すると食べ物や飲み物をうまく飲み込めなくなる嚥下障害が起こるともいわれます。声帯溝症は、原因も治療法も確定されていないことから、現在は難病に指定される症状です。

声帯溝症と診断されて、私の治療院に相談にきたのが、俳優のFさんです。10年前に舞台の主役をつとめ、のどを使い過ぎたことが原因で声帯炎になり、声が出なくなりました。ステロイド治療などを受けて、ある程度までは改善したので

すが、声がかすれたり、声が抜けたりする症状は、ずっと続きました。そこで、専門の病院を受診したところ、声帯溝症と診断されたそうです。

声帯溝症は、難病なので治療法がありませんから、Fさんは発声のリハビリを1年間続けました。それでも、「のどがつまる、声がかすれる、高音が出ない、声が鼻腔に響かない、声がこもる」といった俳優業には致命的な症状が改善することはありませんでした。

私は、プロの人に限って発声の相談も受けていますので、発声のプロが陥りやすい声の異常の背景には、かなりの確率で慢性上咽頭炎があることがわかっていました。そこで、Fさんにも上咽頭炎を想定した問診をしてみたのです。

すると、「鼻とのどの境目に何かある」「声が鼻腔に響かない」という回答があり、これはもう間違いないと確信したのです。そこで、Fさんの症状を、次のように説明しました。

「慢性上咽頭炎がある↓慢性上咽頭炎になると、声が鼻腔に響かなくなる↓それを響かせようとして力む発声になる↓力みが続くと、声帯を合わせる筋肉が疲労してガチガチに硬化する↓筋肉がガチガチになると、本来は合わさるはずの声帯が合わさらなくなる」。そして、声帯溝症は「声帯が合わさらない」ことを指す症状名であって、病名ではないということ。「治療法のない難病という観念にとらわれないようにしよう」と、理解してもらったのです。

つまり、「慢性上咽頭炎の治療をすれば、上咽頭の炎症が消えて声が鼻腔に響くようになる↓鼻腔に声が響くようになれば、力まずに発声ができる↓力みがなくなるので、少しずつ声帯が合わさるようなる」という流れです。

実際に、施術を続けて上咽頭炎が治ってくると、Fさんの声は鼻腔に響くようになり、高音も出るようになり、無理なく声を出せるようになりました。自分本来の発声を取り戻したFさんには、海外での映画の仕事が決まるなど、順調に活躍の場が広がっていきました。

Fさんは、現在でも月1回のペースでメンテナンスのために来院します。この

Ｆさんのように、発声になんらかのトラブルがある人には、慢性上咽頭炎が原因になっている場合が少なくありません。
慢性上咽頭炎が原因であれば、ＪＳメソッドで根治まで目指すことができるので、決してあきらめないでください。

症例

6回目の施術まで改善がなかったのは、生活の中に大きな盲点があったから

40代・女性会社員

「1～2年前から鼻とのどの間に、ネバネバした感覚が、ずっと続いているんです」と訴える40代のＧさんは、寝ているときも鼻やのどのつまりがあったり、口の中に痰が溜まってしまったり。ぐっすりと眠れないことが悩みで、睡眠不足のせいか慢性的な頭痛もあるといいます。さらに、後鼻漏の不快感もずっと続いて

いました。

そうした主訴は、典型的な慢性上咽頭炎の症状ですから、最初はＪＳメソッドを使って週に１回のペースで治療を続けていました。初診時には、手首の冷えや食事についての注意事項も、本人に伝えていましたから、通常であれば症状は改善に向かっていくはずでした。

ところが、毎回、首のこりをチェックして、こりをとる鍼治療を継続したにもかかわらず、一進一退の状態が６回の施術まで続いていたのです。指導した体操も毎日続けているにもかかわらず、症状の改善がみられないことに、私も本人も首をかしげました。

そして、原点に帰って、食事の内容を確認してみたところ、Ｇさんは食事についての注意事項をすっかり忘れていたというのです。

「甘いものも辛いものも大好物なので、気にせずに食べていました」。そこで、

6回目で改めて、詳しく食事の注意事項を確認してもらったのです。

Gさんは、自ら食事の支度をしていますから、NGである甘いもの、揚げ物、辛いもの、アルコール類を、やめやすいところから減らしていきました。すると、慢性上咽頭炎の症状が出ずに過ごせる日が何日もあったと報告してくれました。

食事によって症状が悪化していたことを実感したGさん。その日を境に、本気モードになり、甘いもの、揚げ物、辛いもの、お酒といった4大NG食を、すべて絶つ決意をしました。そこからは、施術している私が驚くほど、Gさんの症状は劇的に改善していったのです。風邪を引いたときなど、一時的に上咽頭炎の症状が戻ったことはありましたが、風邪から回復した後まで症状が続くこともないので、完治までそう遠くはないでしょう。

Gさんは食事の改善を見落としていたために、いくら鍼治療をしても、体操を続けても改善効果が得られなかったのですが、その後は順調でした。食べてはいけないと禁止されても、大好物を絶つのはつらいもの。一度に全部をやめるとストレスになりますから、Gさんのようにやめやすいものから、段階的に減らしていくもの一案です。自分自身で、食べ物の影響を実感できれば、症状の改善に本気で取り組むことができます。

症例

逆流性食道炎の治療と並行し、慢性上咽頭炎も根治につながった

50代・男性コンサルタント

世界の動きに目を配り、ビジネス状況やチャンスの時期を見極めるコンサルタント業務のHさんは、多忙でストレスの多い毎日を送っている人です。そんな生活から無理が重なり、慢性上咽頭炎の症状に悩まされるようになり、年に3回ほ

ど、かなり症状が悪化する時期があるといいます。

そこで、4年ほど前から、症状が悪化したときには耳鼻科でBスポット治療を受けるようになっていました。当初は治療によって症状が治まっていたのですが、次第に効果が得られなくなり、Bスポット以外の治療を求めて、当院に相談にみえました。

初診時のHさんは、のどの痛みと腫れ、咳、痰に加えて、常にだるさがあると訴えていました。

既往歴としては、睡眠時無呼吸症候群があり、寝ている間の無呼吸を防ぐために「CPAP（シーパップ）」というチューブ付きのマスクを鼻に着用。さらに、睡眠時に奥歯を嚙みしめるクセがあるので、マウスピースも利用していました。

生活習慣を聞いたところでは、かなりのお酒好き。仕事がらみで飲みに行く機会も多く、ワインを1本空けることもあるという酒豪です。身長176㎝、体重88㎏という体格でもわかるように、食事量も多く、揚げ物や辛いものも好んで食べるということでした。

こうした初診の問診から気づいたのは、逆流性食道炎の疑いです。たくさんお酒を飲む人に多いのですが、胃酸が逆流することで鼻やのどの粘膜が傷つき、それが上咽頭の炎症を悪化させる要因になります。

それを想定して問診を続けると、やはりHさんには、「確かに、胃液がこみあげる感じや胸やけ感がかなり強くある」という自覚症状がありました。

そこで、JSメソッドで首のこりをとる治療に加え、逆流性食道炎の改善を目指して胃のコンディションを整える必要がありました。まずは、週2回のペースで治療を開始することになり、同時に現在の酒量と食事のペースでは、上咽頭炎の改善が難しいことを本人に伝えて、お酒をやめるようにアドバイスをしました。ちょうど1カ月後に大きなイベントを控えていたHさんは、それまでに回復することを目標に食生活の改善に挑みました。

もともと決断力や実行力がある人なので、目標を設定することで、お酒もピタリとやめることができました。初回の鍼治療で胃の働きがよくなったことも大きいでしょう。3回目の治療をする頃には、胃の動きが活発になり、お腹の張りがとれてきました。

さらに、4回目になると上咽頭炎に由来する症状がだいぶとれてきたようです。6回目以降は、仕事が忙しくなったので、1～2週間に1回の施術頻度になりましたが、回復は順調でした。10回を超えたところで、上咽頭炎の治療は終了。首や肩のこり、目の疲れといった、上咽頭炎以外の症状のメンテナンスに移行しました。

慢性上咽頭炎の裏に、逆流性食道炎が原因としてあることを初診で見つけて同時に治療ができたこと、患者さん自身もそれを理解して、スパッとお酒をやめる決断ができたことが、慢性上咽頭炎の著しい改善につながった好例です。

症例

月に1度は発熱によってダウン！ 手首の冷えをとったら症状が軽快した

40代・男性会社員

持病の花粉症のためにレーザー治療を受けていたIさんが、その治療後に40度を超えるような急な高熱を発したのは、5年ほど前のことです。発熱のせいで10日間も入院したのですが、退院後もすぐに熱が出るようになり、月1回のペースで発熱を繰り返していました。

最初のうちは、ただの風邪だと考えて、休養をとったり、サプリメントや漢方薬を飲んだり、鍼治療をしたりしたそうですが、ずっと発熱が続きました。そこで自力で調べたところ、この症状は慢性上咽頭炎だとわかり、耳鼻科でBスポット治療を開始。ところが、期待したほどの改善がなく、それから2ヵ月後に根本治療を求めて、当院に来院されました。

初診時の問診では、必ず毎月発熱するほどではなくなり、熱が出る月もあれば、無事に過ごせる月もあるという状態でしたが、体調が安定しないために日常生活での予定が立てられない不便さを訴えていたのです。発熱以外には、「熱が出る前ぶれとして、首部の胸鎖乳突筋の周囲にぶつけたような鈍い痛みがある、鎖骨の下の胸筋が張って痛みを感じる」といった自覚症状がありました。

Iさんの場合、特徴的だったのは、かなり重度の冷えがあったこと。そこで、基本の治療としては週1回のＪＳメソッドで対応し、お灸で熱を加えることに努めました。Iさん自身にも、自分が冷え性だという自覚はあったようで、手先と足先の保温には注意していたようですが、手首の冷えが盲点になっていました。

そこで、リストバンドの着用と、セルフケアの体操を続けてもらったところ、初診から4回目の施術をした後の1ヵ月間は発熱がなく、その後も平温を維持できるようになりました。2ヵ月目には、風邪をひいていた時期もあったのですが、以前のような発熱につながることはなくなりました。

4ヵ月目からは、かなり体調も安定してきたので、3〜4週に1回の通院ペースにして、症状が悪化しないように状態を観察しています。Iさんの場合には、首のこりは比較的スムーズにとれたのですが、頑固な手首の冷えに難儀した例といえるでしょう。

Q&A

患者さんからよく受ける質問を紹介します。
自分にあてはまる場合もあるので、参考にしてください。

Q1 いつも姿勢が悪いといわれるのですが、姿勢の悪さも慢性上咽頭炎の症状に関係がありますか?

A1

「長時間のデスクワークやパソコン作業で、首の筋肉がカチカチに固まってしまう」ということは、患者さんからもよく相談を受けます。慢性上咽頭炎は、首のこりが原因ですから、同じ姿勢を続けて首の筋肉が固まってしまうのは要注意ですね。

まず、デスクワークを30分続けたら、適度に休憩をして首を動かすように意識付けをしてください。姿勢の悪さは、第4章の【猫背の矯正】(p.122)を実践してもらうと、かなり効果があります。

Q2 夏や冬は冷えなどが気になりますが、季節による注意点はありますか？

A2

まず、寒暖差が慢性上咽頭炎を悪化させることが考えられます。7度以上の温度差があると自律神経に影響するので、大きな寒暖差を生まないように、衣服や室温を調整するといいでしょう。

特に、注意すべきなのは夏。半袖の衣服で冷房の効いた部屋にいると冷えが増長されますから、首のつく体の部位を冷やさないこと。忘れがちな手首の冷えを意識することがポイントです。手首の冷えを防ぐには、リストバンドやアームウォーマーを着用することが最も有効な方法です。水仕事などではずすとき以外は、就寝中も含めて一日着用する必要があります。ですから、肌への影響を考えて、あまり締め付けが強くない、かぶれない素材のものを選ぶといいでしょう。

また、リストバンドの着用は冷え予防に過ぎません。冷えが強い人は、保温だけでは不十分なので加温をする必要があります。水で濡らしたタオルをレンジで加熱して袋に入れた蒸しタオル、ジェル素材の保温用グッズ、ミニカイロを利用するなど、やりやすい方法で加温してください。手首にお灸をするのもおすすめですよ。

Q3

低気圧が近づくと症状が悪化する気がするのですが、そういうケースはありますか?

A3

気象病という症状があるように、台風などの低気圧が近づいてくると頭痛などが生じる人がいます。上咽頭の調子にも影響が出ることは否定できないでしょう。気圧の変化と共に気温も大きく変化するので、Q2で説明した冷え対策をするのが効果的です。

Q4 体操などセルフケアを中心に慢性上咽頭炎のケアをしている場合、改善したと判断していいポイントはどこですか？甘いものや揚げ物は、どういう体調になったら解禁できますか？

A4

耳鼻科でBスポット療法を受けている場合にも、治療を卒業するタイミングをはかるのは難しいものです。病院ごとに判断が違っていて、統一された基準がないのが現状です。ただ、Bスポット療法の場合には、ある程度改善が見られても、そこから先のさらなる改善は難しくなり、患部を擦過することで、症状を悪化させることが少なくありません。

ＪＳメソッドのセルフケアでは、体操の習慣や食事の改善などが基本となります。患者さんは自分自身の体に向き合って、体の声をキャッチしているはずですから、鼻の奥のへばりつき感がなくなったか、後鼻漏が減ったか、寒気や疲労感が和らいだか、など自分の症状を確認してみてください。症状がなくなったら、あと2〜3ヵ月はセルフケアを続けて、症状の有無を確認します。それでOKなら、甘いものも揚げ物も解禁です。

ただ、その後も引き続き体操を続けることをおすすめします。基本的な体操を続けることが、上咽頭炎の再発の予防にも役立ちますし、なにより安心してスイーツや揚げ物を食べることができますから。

Q5

アレルギー性の鼻炎と診断されて、アレルギー薬などを処方されています。JSメソッドのセルフケアをやりたいと思いますが、薬を飲んでいても大丈夫ですか？

A5

アレルギー薬を服用していても、JSメソッドによるセルフケアと併用することに問題はありません。体操や食事の改善で、鼻炎などの症状がよくなれば、アレルギー性の鼻炎というより、慢性上咽頭炎だったと納得できるかもしれませんね。

Q6 生理になると、慢性上咽頭炎の症状が悪化するような気がします。

A6

生理中に慢性上咽頭炎の症状が悪化する女性が少なくないのは、月経期になると熱が生じてこもりやすくなるからです。生理になると無性に甘いものが食べたくなるという人もいますが、こうした嗜好も胃に生じた熱が上昇して、上咽頭に熱をこもらせる原因になります。

また、水分の摂り過ぎから、むくみが生じると、さらに熱がこもるので注意してください。でも、こうした東洋医学の知識があれば、生理のときに生じる症状の悪化もうまくコントロールできるようになるはずです。第5章の生活習慣のコツを参考に、リラックス法や水分補給のコツなどを工夫してください。

Q7 ＪＳメソッドを受けたいのですが、どのようにすればいいですか？予約のとり方、初診時に準備していくものなどを教えてください。

A7

私のクリニックでは、専門の熟練スタッフが、慢性上咽頭炎の知識を学び、ＪＳメソッドを習得していますから、来院していただいた患者さんの症状への問診、施術などの対応についてのご心配はいりません。

予約方法はですが、「はりきゅうルーム岳」と検索してください。スマートフォンのＬＩＮＥアプリをお持ちの方は、ホームページからＬＩＮＥ登録していただくと便利です。ＬＩＮＥで、予約日を決定し、同時に症状や病歴、薬の服用履歴なども記入していただけるようになっていますから、当日の診察や施術がスムーズに進行します。電話での予約、お問い合わせについては承っておりませんので、ご注意ください。

ＪＳメソッドの施術室より

当院でＪＳメソッドを受けられる場合に、はじめての患者さんにとっては、どのような雰囲気で診察や治療が進むのかが気になるのではないでしょうか。そこで、初診時の問診と施術の流れを説明しますので、参考にしてください。

問診

初診の患者さんには、30分ほどの時間をとって、これまでの病歴や治療歴、薬の服用歴、仕事環境や生活習慣などを確認した上で、次のような質問をします。

・慢性上咽頭炎の症状の中で、一番つらかったことは?

・これまで耳鼻科などの病院で、どんな治療を受けましたか？
・今後は、どのようになることを希望しますか？
・上咽頭炎が完治したら、何がしたいですか？

こうした質問に対して、患者さんの回答は自身の症状により、さまざまです。

「声が出しづらい」ことを悩んでいる人は、「気持ちよく声を出せるようになりたい」と希望しますし、「重度のだるさで起きられない」と訴える人は、「治ったら仕事に復帰したい」と回答します。後鼻漏が主訴である人も少なくありませんから、「後鼻漏の不快感をなくしたい」というのは切実な希みでしょう。

中には、慢性上咽頭炎とは気づかない「隠れ上咽頭炎」の人もいるので、耳のつまり感、めまい、声の違和感などが長引いている場合は、最も悩んでいる症状について回答してもらいます。熟知した熟練のスタッフが、慢性上咽頭炎を想定した質問をすることで、一人一人患者さんの症状を見極めて治療につなげていきます。

施術

問診を終えると、患者さんは施術着に着替えて、いよいよ施術の開始。私が最初に行うのは、患者さんの後ろ首のこりを探りあて、患者さん自身にも首のこりを確認してもらうことです。

「ここにある首のこりが、慢性上咽頭炎の特徴です。首のこりを消すことが治療のゴールになりますよ」と伝えてから、お腹の触診へと移ります。問診の段階で食生活に問題があると思われた場合は、特に重要な診断ポイントになります。

胃の周囲に張りがあるなら、それは、胃に熱があるサイン。胃熱が上昇して、上咽頭の炎症を悪化させるので、ひじや手のツボに鍼をして胃熱をとっていきます。

鍼をしながら、患者さんには改めて熱を生じる食べ物について理解してもらう必要があります。甘いもの、脂っぽいもの、辛いもの、お酒類といったＮＧ食を意識して避けることで、改善のスピードに大きく差が出てくるからです。

鍼治療が終わると、その直後から胃が動き出す人も多いので、患者さんに胃の健康を意識してもらうには、最適のタイミングだなといつも思っています。

慢性上咽頭炎を改善する生活習慣の2大ポイントは、ＮＧ食と冷え対策ですから、続いて、手首の冷えがポイントになることをアドバイス。冷えが強い人の場合には、お灸を利用して積極的に熱を加えていくこともあります。
　こうした一つ一つの治療をした後には、首のこりがどのように変化していくかを、できるだけ毎回、患者さんに確認してもらいます。生活改善と併せて、患者さん自身で実践できる「首こりほぐし体操」を指導していますが、首のこりを自分で改善できるという意識を持つことが、こうした慢性病を克服するためには、かなり重要なこと。実際に、軽症であれば、体操だけでも十分に効果があるはずですから。

　こうした初回の問診や施術を行うと、個々の患者さんの重症度が確認できますから、その時点で今後の治療計画を伝えています。さほど重症ではない人の場合には、週1回ペースでの治療が基本となります。

料金

ＪＳメソッドによる慢性上咽頭炎の施術には、保険は利かないので自費診療となります。初回料金は1万2００円（税込）、2回目以降は8２００円（税込）です。初回は問診の時間も含めて、治療終了までに1時間くらいかかります。現在は、施術のできる熟練スタッフも増えていますので、予約にも比較的余裕があります。

今後は、地方からの患者さんにも負担にならないように、東京以外の全国5都市でＪＳメソッドを受けてもらえるように準備を進めています。

一人でも多くの患者さんに、慢性上咽頭炎の症状から解放するサポートができたら、こんなにうれしいことはありません。

おわりに

私が本書を上梓した目的は、慢性上咽頭炎の新たな治療法である「ＪＳメソッド」を、より多くの方々に知ってもらうためです。慢性上咽頭炎は、現代の難病といわれますが、その理由について考えてみました。

まず、上咽頭に生じた炎症が原因となって、全身にさまざまな不調が現れること。このしくみを知らなければ、全身の不調と鼻の炎症を結びつけることは困難です。

そして、慢性上咽頭炎の治療法には、Ｂスポット療法の一つしかないと考えられていること、その治療法で、治る人もいれば、治らない人もいるということです。これらの理由が混在しているために、病気の全貌が見えづらく、とらえどころのない病気だと思われるのではないでしょうか。

ところが、東洋医学の視点から整理すると、さほど難問ではありません。上咽頭の炎症をとれば、全身のさまざまな不調も改善するのは、東洋医学では「異病同治《いびょうどうち》」という概念で古くから知られています。「一見すると違う病気も、同じ治療で治る」という意味です。

私が作り上げたJSメソッドの理論から考えると、Bスポット療法の弱点も説明できます。JSメソッドは、東洋医学と私自身の経験から作り上げた、まったく新しい慢性上咽頭炎の治療法なのです。

本章でも告白していますが、私は子どもの頃から重症の鼻炎持ちでしたから、鼻の病気の追究においては、他の人と執念が違います。さらに、慢性上咽頭炎の患者の一人でもあります。誤解のないようにいえば、「病気追究のために、ギリギリの状態で治さないでいる慢性上咽頭炎の患者」です。

そして、現在でもこの状態を維持していますし、これからも慢性上咽頭炎をギリギリで治さないつもりでいます。なぜなら、JSメソッドを作り上げるには、私の鼻が高精度のセンサーであり、モニターにもなったから……。慢性上咽頭炎を根治に導くツボに導いてくれたのも、この鼻があればこそです。大切なことはすべて鼻が教えてくれました。

ＪＳメソッドは、一応の完成をみて、これまでも多くの実績を上げてきました。従来の治療で治らなかった人も、慢性上咽頭炎だと気づかなかった人も、長い不調と決別することができました。

でも、私の鼻は、まだまだ可能性があることを教えてくれていますから、この先にもっと効果のあるツボを新たに見つけることができるかもしれません。それが、行き詰った治療で難民となった患者さんの役に立てば何よりです。

日本唯一の耳鼻科専門鍼灸師　竹内岳登